JE MAIGRIS FACILE
Tome 1 :
Ce que vous devez savoir avant de commencer un régime

Identifiez les vraies raisons qui vous empêchent de maigrir

Marie-Line Chatard

28 Janvier 2015

INTRODUCTION

DE NOMBREUSES MÉTHODES POUR MAIGRIR expliquent qu'il ne faut plus faire de régimes, l'essentiel est de rééquilibrer son alimentation. Certains auteurs attirent l'attention sur l'importance de modérer ses apports en sucre et de consommer des aliments permettant de stabiliser la glycémie, d'autres insistent sur les questions de surconsommation de laitages et de pain (gluten) qui peuvent créer des intolérances alimentaires responsables d'une prise de poids et de fatigue. Enfin, certains experts expliquent qu'il est primordial de savoir gérer ses émotions face à la nourriture. Tous ces principes sont vrais, ils sont le fruit des connaissances actuelles sur les problèmes de poids. C'est pourquoi toutes ces méthodes fonctionnent très bien au début, mais malheureusement elles ne marchent pas vraiment sur le long terme. Les chiffres sont là et ils font mal : 95 % des personnes qui ont suivi un régime reprennent tout le poids perdu, voire plus, après l'arrêt de celui-ci. Ces résultats désastreux s'expliquent par la réaction d'adaptation de l'organisme soumis à une restriction alimentaire : le corps stocke plus et dépense moins pendant un régime mais également des mois après son arrêt, d'où les difficultés croissantes à stabiliser son poids. Le stress d'un régime est tellement important pour l'organisme qu'il envoie au cerveau des signaux pour ouvrir l'appétit, notre corps a faim et il le fait savoir. Ce bouleversement hormonal responsable d'augmenter l'appétit persiste des mois après l'arrêt d'un régime, la volonté de perdre du poids se transforme en véritable « combat » contre soi-même. Un corps que l'on considère trop gros est un corps en souffrance et vouloir lui imposer notre vision d'un « poids idéal » sans prendre en compte ses besoins revient à mettre de l'huile sur le feu. L'échec des régimes est dû à une seule chose, le déni des besoins de notre organisme. La solution est simple, elle consiste à écouter son corps. En comprenant les raisons de vos kilos en trop, vous allez perdre du poids naturellement et facilement. Il est donc essentiel de bien vous connaître afin de mettre en place une solution complètement adaptée à vos besoins. Ce travail de connaissance et d'analyse des raisons de votre surpoids est le seul garant de votre réussite sur le long terme. C'est dans cette optique que j'ai écris ce livre, basé sur une série de questionnaires et d'analyses vous permettant de comprendre quels verrous vous empêchent d'atteindre et de conserver votre poids de forme. Ce livre s'appuie sur une approche holistique de l'être humain et les solutions proposées intègrent cette vision. En prenant du poids, votre corps répond à un manque ; grâce à la lecture de ce livre, vous allez pouvoir identifier les carences responsables de votre difficulté à perdre du poids et vous préparer à maigrir de façon saine et durable en apportant une réponse adaptée à vos besoins. Je vous souhaite une bonne lecture.

CHAPITRE 1 : ÉQUILIBRER SON CERVEAU POUR MAIGRIR DURABLEMENT

LES NEUROMÉDIATEURS IMPLIQUÉS DANS LA PRISE DE POIDS

L E RÔLE DES ACIDES AMINÉS EST PRIMORDIAL pour sortir du cercle vicieux des régimes, car ils permettent au cerveau de fabriquer des substances appelées neuromédiateurs qui sont beaucoup plus efficaces que la volonté pour vous libérer des fringales et baisses de moral. Selon le Dr Éric Braverman, notre type de personnalité est défini par un neuromédiateur dominant présent depuis notre tendre enfance. Ce neuromédiateur définit notre « vraie nature », notre façon de voir la vie, le sens que nous lui donnons. Si nos neuromédiateurs sont équilibrés nous nous sentons pleinement nous-même. De nombreux facteurs peuvent influencer notre cerveau et le déséquilibrer, nous sommes alors en décalage avec notre propre personnalité et c'est la porte ouverte aux problèmes de santé tels que le surpoids. Voici un résumé des quatre types de personnalités liés aux quatre neuromédiateurs.

La personnalité rationnelle, la dopamine domine

Les personnes dont le neuromédiateur dominant est la dopamine ont un tempérament de guerrier ou de guerrière. Elles ont un appétit de vivre phénoménal, sont toujours motivées et n'ont aucune difficulté à prendre des décisions, ce sont de vrais leaders avec une réelle habileté stratégique. Leurs besoins : maîtrise de concepts, de connaissances et de compétences. Les personnalités rationnelles veulent comprendre les principes de l'univers et apprendre ou développer des théories pour tout. Leurs valeurs : expertise, logique, idées, progrès, recherche et analyse.

La personnalité idéaliste, l'acétylcholine domine

Les personnes dont le neuromédiateur dominant est l'acétylcholine ont un tempérament de poète. Elles jouissent d'une fantastique créativité et sont très sociables et diplomates. Elles sont douées pour aider les autres à réaliser leur potentiel par leur forte capacité d'écoute et d'empathie. Leurs besoins : avoir un but à atteindre, travailler à améliorer les choses. Leurs valeurs : union, authenticité, éthique et morale.

La personnalité gardienne, le GABA domine

Les personnes ayant le neuromédiateur GABA dominant ont un tempérament de roi ou de reine. Elles sont bienveillantes et dévouées avec une humeur stable et une habileté remarquable à suivre les règles, les procédures et les protocoles. Leurs besoins : adhésion au groupe, responsabilité. Leurs valeurs : stabilité, sécurité, sens de la communauté.

La personnalité artiste, la sérotonine domine

Les personnes ayant le neuromédiateur sérotonine dominant ont un tempérament de magicien. Elles brillent par leur joie de vivre et leur optimisme tout en communiquant une grande sérénité. Leurs besoins : avoir la liberté d'agir. Leurs valeurs : l'esthétisme (nature ou art.)

Lorsque ces neuromédiateurs sont déséquilibrés, toute la personnalité est modifiée selon les caractéristiques suivantes :

- **Dopamine :**
  En carence : surpoids, manque de vitalité.
  En excès : actes impulsifs, voire violents.
- **Acétylcholine :**
  En carence : perte du sens des réalités et de la concentration.
  En excès : altruisme excessif.
- **GABA :**
  En carence : humeur instable.
  En excès : personne encline à se sacrifier pour les autres et devenir dépendant d'eux.
- **Sérotonine :**
  En carence : se sent rejeté par ses proches, risque de repli sur soi et sur les aliments sucrés avec prise de poids. Cela peut aller jusqu'à la dépression.
  En excès : nervosité, manque de confiance en soi, paniqué à l'idée de déplaire.

Lorsque les neuromédiateurs sont équilibrés, la personnalité est harmonieuse avec un tempérament dominant. Lorsqu'un ou plusieurs neuromédiateurs sont en excès ou en carence c'est toute la personnalité qui est modifiée. Il a été mis en évidence que de nombreux facteurs pouvaient agir sur l'équilibre en neuromédiateurs, notamment le stress, les polluants tels que les métaux lourds, les PCB (polychlorobiphényls), les ondes électromagnétiques, l'alimentation. Dans ce chapitre nous allons nous intéresser à l'influence des aliments sur l'équilibre du cerveau et donc de la personnalité. En effet, l'alimentation a un impact direct sur l'équilibre cérébral, car les aliments apportent les nutriments indispensables à la fabrication de neuromédiateurs. Nous sommes ce que nous mangeons, pour équilibrer notre cerveau nous devons équilibrer notre assiette. Les neuromédiateurs impliqués dans la perte de poids sont principalement la dopamine et la sérotonine. Un questionnaire est utilisé en médecine pour mesurer l'impact de notre alimentation sur notre cerveau, c'est le questionnaire D.N.S. (dopamine-noradrénaline-sérotonine), qui permet de faire un lien entre les troubles de l'humeur et les comportements alimentaires résultant d'un défaut de synthèse de deux groupes de neuromédiateurs, tout d'abord le groupe de la Dopamine qui appartient aux catécholamines et ensuite le groupe de la sérotonine qui fait partie des indolamines.

TESTEZ VOS CARENCES EN DOPAMINE

Pour chaque question, il faut répondre en fonction de la fréquence du symptôme :

0	=	jamais
1	=	parfois
2	=	souvent
3	=	très souvent

Symptômes actuels	0	1	2	3
Sentiment d'être replié sur soi, sans envie de voir les autres				
Manque de motivation, diminution de l'intérêt au travail, difficultés à faire des projets.				
Difficultés de concentration, de mémorisation, d'apprentissage				
Fatigue dès le matin au réveil				
Sentiment de dévalorisation, manque de confiance en soi, baisse de libido				
Tristesse, sentiment d'être déprimé(e), douleur morale				
Envie de manger n'importe quoi				
Troubles du sommeil				
Difficultés d'entreprendre, difficultés à prendre des décisions				
Impatience dans les jambes				
Difficultés à poursuivre une action, fonctionnement au ralenti				
Total Dopamine :				

Calculez le nombre total de points, si votre « Total DOPA-MINE » est inférieur à 10, vous n'avez pas de signes cliniques de carence en dopamine. Si votre « Total DOPAMINE » est supérieur à 10, cela évoque une carence en dopamine. Vous trouverez des solutions naturelles dans la suite de cet ouvrage.

TESTEZ VOS CARENCES EN SÉROTONINE

Pour chaque question, il faut répondre en fonction de la fréquence du symptôme :

0	=	jamais
1	=	parfois
2	=	souvent
3	=	très souvent

Symptômes	0	1	2	3
Je me sens irritable, énervé(e), agressif(ve)				
J'ai le sentiment de ne pas supporter les critiques ou les contrariétés				
J'ai une humeur variable, tantôt bonne, tantôt mauvaise				
Je suis stressé(e)				
J'ai des envies incontrôlables de sucré				
J'ai du mal à m'endormir				
Dépression saisonnière (automne, fin d'hiver), le manque de lumière affecte mon moral.				
J'ai une tendance à la dépendance : tabac, alcool, café...				
Total SÉROTONINE :				

Faites le total de vos points, si votre « Total SÉROTONINE » est inférieur à 10, vous n'avez pas de signes cliniques de carence en sérotonine. Si votre « Total SÉROTONINE » est supérieur à 10, cela évoque une carence en sérotonine.

LES SOLUTIONS EFFICACES ET NATURELLES

- **Si vous avez identifié un déficit en dopamine :**
  La carence en dopamine est le premier verrou qui empêche

de perdre du poids car elle régit le métabolisme. Plus vous produisez de dopamine, plus vous brûlez de calories et plus vous avez d'énergie. Si vous avez obtenu un total dopamine supérieur à 10, votre métabolisme est ralenti. Vous manquez d'énergie et vous prenez du poids sans avoir l'impression de trop manger. Pour maigrir durablement, il faut relancer la production de dopamine. Ceci peut se faire de façon très efficace avec des moyens naturels dont certains sont des éléments clés pour perdre du poids : rééquilibrer votre alimentation, définir et combler vos carences en micronutriments, prendre conscience de vos émotions bloquantes, pratiquer une activité physique telle que la marche et si nécessaire choisir des compléments alimentaires adaptés à vos besoins.

INSTAURER UN RÉÉQUILIBRAGE ALIMENTAIRE

Favorisez les aliments riches en phénylalanine et en tyrosine à prendre au petit-déjeuner ou au déjeuner. Ces deux acides-aminés améliorent la production de dopamine dans votre cerveau. Voici les aliments à privilégier :

Les viandes : dinde, gibier, poulet	Le chocolat noir
Le germe de blé	Le cottage cheese
Les flocons d'avoine	Les haricots mungo
Le muesli	Spiruline
Les œufs	Graines de sésame
Les noix	Graines de courge
Les yaourts demi-écrémés	Amandes

Évitez les aliments qui font baisser les taux de dopamine comme le café, le sucre, les farines blanches, les graisses saturés et les aliments frits. Et oui, la « malbouffe » diminue la production de dopamine, ceci a pour conséquence de vous rendre léthargique, faible et ne prenant plus plaisir.

Alors attention à la malbouffe, elle rend dépendant, détruit la personnalité et inhibe les fonctions cognitives.

Augmentez votre consommation d'aliments riches en antioxydants comme le bêta-carotène dans les carottes, piments, agrumes, asperges, brocoli ; la vitamine C dans les poivrons, fraises, choux-fleur, choux de Bruxelles et la vitamine E dans les noix, graines de tournesol, germe de blé, brocoli, légumes verts. Ces antioxydants protègent la dopamine qui a tendance à s'oxyder très facilement.

TESTER LES CARENCES EN :

- magnésium
- fer
- chrome
- vitamine B1
- vitamine B6
- acides-gras oméga 3

En effet, ces micro-nutriments sont indispensables pour produire de la dopamine.

IDENTIFIER LES ÉMOTIONS RESPONSABLES D'UNE CARENCE EN DOPAMINE

Nous pouvons nous demander si la carence en dopamine est responsable du manque de vitalité et de joie de vivre ou si c'est l'inverse. En réalité, les deux réponses sont valables, En effet, notre cerveau est « programmé » génétiquement pour une partie égale à 30 %. Cela veut dire que 70 % des réactions produites dans notre cerveau sont dues aux stimuli extérieurs dont principalement les émotions. Si vous avez une carence en dopamine, il est donc important de vous demander quelle est l'émotion ou la croyance responsable en partie de cette situation. La dopamine est un neuromédiateur très masculin ou « yang ». La physiologie nous montre que la dopamine influence positivement la production de l'hormone masculine, la testostérone et inhibe la production de prolactine, hormone impliquée dans la lactation. Une carence en dopamine révèle souvent un manque d'intégration et de compréhension de notre part masculine ainsi qu'une difficulté à vivre pleinement notre féminité. La dopamine sert à valoriser ou à récompenser des plaisirs concrets comme la nourriture et l'argent. Un manque en dopamine indiquera une coupure avec les plaisirs terrestres, matériels et donc une difficulté à s'ancrer, à s'enraciner dans cette vie et à profiter du moment présent. Si vous avez une carence en dopamine, je vous invite à vous poser les questions suivantes, car les réponses sont souvent présentes dans la façon que nous avons de nous questionner :

Est-ce que mes relations avec mon père sont bonnes ?
Avez-vous le sentiment de ne pas être soutenue ?
Vous vivez beaucoup d'insécurité face à votre travail ?
Vous avez été déracinée (Changement mal vécu de lieu de vie) ?
Vous ne vous sentez pas bien chez vous ?
Vous manquez d'argent de façon chronique ?
Votre mère a eu de fortes émotions pendant sa grossesse ?
Vous avez de la peine à réaliser vos objectifs ?
Vous avez des problèmes avec le matériel, l'intendance, le stock ?

MARCHER 30 MINUTES PAR JOUR

L'activité physique aérobie augmente les taux de sérotonine, de dopamine et d'endorphines. Bouger est donc un remède naturel très efficace pour affiner sa silhouette et pour retrouver joie de vivre et bonne humeur. De plus le sport le plus efficace pour perdre du poids est gratuit et praticable par tous, car c'est la marche à pieds. « En marchant vous brûlez 45 % de graisse contre 35 % en trottinant et 25 % en courant à la limite de l'essoufflement » commente le Dr Stéphane Cascua, médecin du sport. Pour perdre du poids il faut faire 10 000 pas par jour ou 30 minutes de marche continue. Si vous ne pouvez pas intégrer 30 minutes de marche dans votre routine journalière, un compteur de pas peut vous aider car vous verrez qu'il ne vous manque pas beaucoup à faire pour atteindre les 10 000 pas par jour, tout compte, même les petits déplacements. La marche a beaucoup d'autres atouts : redressement de la posture au bout d'un mois de marche et au bout de trois mois la taille s'affine et le ventre se tonifie, à condition bien-sûr d'avoir équilibré votre alimentation.

LES COMPLÉMENTS ALIMENTAIRES

Nous pouvons comparer notre cerveau au tableau électrique d'une maison, si un fusible disjoncte, toute une partie de la maison ne sera plus éclairée. Quand le cerveau ne produit plus suffisamment de dopamine pendant une période de temps importante, toute une partie de notre organisme n'est plus alimentée correctement, il y aura donc une tentative de compensation de notre organisme. Prendre un complément alimentaire précurseur de neuromédiateur pourra aider à sortir du cercle vicieux dans lequel notre organisme est entré, mais cela ne gère pas le problème à la source. Les compléments alimentaires précurseurs de dopamine sont les suivants : la phénylalanine, la plante rhodiola rosea, la spiruline, l'algue klamath et la chlorella. Je me permets ici de vous donner mon éclairage sur les bases de critères de sécurité et d'efficacité.

La phénylalanine DL :

Précurseur de la dopamine et de la tyrosine, la phénylalanine favorise la vigilance et la vitalité, elle combat la déprime et la douleur. Elle calme les compulsions alimentaires et a un effet antiboulimie. De plus elle est bonne pour la mémoire, le fonctionnement mental et l'apprentissage. Dosage : 500 à 1000 mg par jour à prendre le matin 30 minutes avant le petit déjeuner. Précautions : la phénylalanine ne représente aucun danger pour la santé sauf pour les personnes atteintes d'une maladie congénitale grave : la phénylcétonurie.

La rhodiola rosea :

Plante adaptogène, la rhodiola rosea est une véritable aide dans la perte de poids grâce à trois actions importantes :

☐ Elle augmente la lipolyse, elle aide donc notre organisme à brûler les graisses.

☐ Elle stimule la production de dopamine, ce qui favorise la sensation de satiété

☐ Elle augmente la sérotonine, ce qui permet de supprimer les envies d'aliments sucrés.

Dosage : 250 à 500 mg deux fois par jour 15 minutes avant le petit-déjeuner et le repas du midi, sept jours de cure puis sept jours de pause sur trois mois.

La spiruline :

La spiruline est une micro-algue très riche en nutriments dont le fer, le zinc, le phosphore, le magnésium mais aussi en protéines. Cette richesse lui confère une véritable efficacité dans le soutien pour l'amaigrissement. Des études ont également démontré son efficacité pour améliorer la récupération des neurones à dopamine et détoxifier l'organisme.

La spiruline, cultivée dans des lacs naturels ou artificiels, accumule les métaux lourds comme le plomb ou le mercure, d'où son important pouvoir détoxifiant, c'est pourquoi il faut se renseigner sur sa provenance et être certain qu'elle ne contienne pas de métaux lourds avant de la consommer. Évitez la spiruline venant de Chine ou des États-Unis, privilégiez celle de production française suivant une charte qualité stricte dont une culture garantie sans pesticides, OGM, métaux lourds ou additifs alimentaires. Vérifiez le mode de séchage, ce doit être un séchage solaire à basse température ($<45\,°C$) afin de préserver les qualités nutritives de la spiruline. Dosage : 1 à 5 grammes par jour pendant 3 semaines. Précautions : augmentez les doses progressivement (en commençant par 1g par jour la première la semaine) car la spiruline détoxifie l'organisme, ce qui peut donner des symptômes tels que des troubles intestinaux et des maux de tête si le dosage de départ est trop élevé. Les personnes souffrant de phénylcétonurie doivent éviter la spiruline car elle contient l'acide aminé phénylalanine

L'algue klamath :
Je reprends ici l'analyse faite sur Wikipédia car elle résume très bien le problème de cette algue : « l'algue klamath est une cyanobactérie de l'espèce Aphanizomenon flosaquae (AFA) utilisée comme complément alimentaire. Elle tire son nom du fait qu'elle est récoltée à la surface du lac Klamath dans l'Oregon, aux États-Unis. Quoique intrinsèquement non toxique, l'algue Klamath est récoltée dans un écosystème lithique perturbé, soumis à de nombreux blooms cyanobactériens, en particulier d'algues bleu-vert Microcystis aeruginosa. Les cyanobactéries de la famille Microcystis produisent des toxines appelées microcystines qui sont hépatotoxiques (endommagent le foie) et potentiellement

cancérogènes. Des problèmes récurrents de contamination à la récolte ont conduit les autorités sanitaires de l'Oregon à imposer une limite de la quantité de microcystines dans l'algue Klamath produite à destination humaine en 1996. Cette même année, 85 des 87 échantillons testés contenaient des microcystines tandis que 63 échantillons étaient au-dessus de la limite maximale admissible de $1\,\mu g/g$. Fin 2012, une étude allemande a remis en cause la pertinence de la consommation humaine de produits à base d'Aphanizomenon flos-aquae pour des questions de cytoxicité in vitro et de contamination aux microcystines. Parallèlement, en Italie, une autre étude a mis en évidence la contamination systématique aux microcystines d'échantillons d'A.F.A. et fait état d'un risque prévisible pour les consommateurs à partir d'une exposition chronique ou sous-chronique d'une consommation pourtant modeste de 4 grammes par jour. » Même si sa composition micro-nutritionnelle est très intéressante pour l'amaigrissement, je ne vous recommande pas de prendre une complémentation à base d'algue klamath.

La chlorella :
La chlorella est une algue verte d'eau douce qui pourrait également être très intéressante pour la perte de poids, elle contient une concentration importante de protéines et de micro-nutriments. Elle a des propriétés antitumorales avérées, elle est hypocholestérolémiante, immunostimulante, elle protège contre les effets des rayonnements ionisants et elle détoxifie l'organisme. Cependant, des analyses faites en laboratoire (*Medizinisches Labor Bremen, 2007*) ont montré que des chlorelles du commerce pouvaient être fortement contaminées par de l'aluminium, de l'étain, de l'arsenic, du plomb et dans une moindre mesure du cadmium et du mercure. Il convient donc d'éviter de prendre des compléments

alimentaires à base de Chlorella.

Conseil :
Si votre « total dopamine » est supérieur à 10, vous pouvez bénéficier d'une supplémentation en rhodiola ou en phény-lalanine DL sur une durée maximum de 3 mois. Vous pouvez également opter pour la spiruline, à condition de vérifier son lieu et mode de production.

- **Si vous avez identifié une carence en sérotonine :**
  La sérotonine est un neuromédiateur fabriqué à partir du tryptophane. On retrouve 90% de la sérotonine dans le tube digestif où elle normalise les mouvements intestinaux et seulement 10% dans le cerveau où elle va participer à la régulation de l'humeur, de l'appétit et du sommeil. La carence en sérotonine est le deuxième verrou qui peut bloquer votre perte de poids, car elle provoque des fringales pour les aliments sucrés en fin d'après-midi, de l'irritabilité, de l'impatience et donc une tendance à grignoter. Si vous ne rééquilibrez pas votre taux de sérotonine avant de vouloir perdre du poids, c'est l'effet yo-yo assuré. Comme nous l'avons vu, la sérotonine est fabriquée à partir d'un acide aminé, le tryptophane, présent dans les aliments protéinés. Cependant, il a été démontré qu'une alimentation riche en protéines ne permettait pas d'augmenter le taux de sérotonine dans le cerveau, bien au contraire, les acides aminés contenus dans les aliments protéinés rentrent en compétition avec le tryptophane pour passer la barrière hémato-cérébrale et contribuent donc à diminuer l'entrée du tryptophane dans le cerveau et à abaisser le taux de sérotonine cérébrale. Ceci explique pourquoi les diètes hyper-protéinées ont des résultats désastreux à moyen et long terme.

La stratégie alimentaire qui consiste à manger plus d'aliments contenant du tryptophane pour augmenter le taux de sérotonine dans le cerveau ne fonctionne pas non plus. En effet, les aliments riches en sérotonine et tryptophane tels que la dinde et la banane influencent très peu le taux de sérotonine cérébrale. Les aliments qui ont un réel impact sur le taux de sérotonine dans notre cerveau sont le chocolat, le café et les aliments riches en sucre. Ces aliments n'ont pas pour but principal de nous nourrir, mais de nous droguer. Sucre, café, chocolat nous rendent dépendants.

L'alimentation a donc un impact très important sur la production de sérotonine mais c'est la consommation de glucides et de café qui permet d'augmenter sa présence dans notre cerveau. C'est un phénomène bien connu des personnes anxieuses, stressées ou déprimées qui vont consommer quantité de pain, chips, pizza ou glace pour se sentir mieux. Malheureusement cette habitude, bien que très efficace pour augmenter la sérotonine, est dangereuse pour la santé, car ces aliments vont entraîner une libération massive d'insuline qui va elle-même provoquer la transformation des glucides et des protéines en graisses corporelles, c'est le surpoids garanti avec un risque de diabète à la clef.

Si vous avez obtenu un total sérotonine supérieur à 10, je vous conseille de suivre le protocole suivant afin de perdre du poids durablement : tout d'abord arrêtez les aliments trop sucrés et le café, ensuite testez vos carences en micronutriments et rééquilibrez votre alimentation, finalement identifiez les émotions liées à une carence en sérotonine, prenez l'air, choisissez des compléments alimentaires efficaces si nécessaire.

Arrêtez les glucides à charge glycémique élevée (supérieure à 20) Ces glucides sont en grande partie responsables des problèmes d'obésité actuels dans nos société industrialisées. En augmentant la sérotonine et la sensation de bien-être, les glucides à charge glycémique élevée peuvent être considérés comme des drogues créant une réelle dépendance.

ALIMENTS À CHARGE GLYCÉMIQUE ÉLEVÉE
(supérieure à 20)
À éliminer de votre alimentation :

Baguette	Gâteaux
Barres muesli aux fruits secs	Galettes de riz soufflé
Barres chocolatées (Mars®...)	Gaufres
Biscuits	Glucose, sucre, bonbons
Blinis	Maïzena®
Bretzels	Miel
Céréales Spécial K®, Fruit'n Fibres®...	Muesli
Céréales sucrées	Muffin
Chocolat au lait	Pain et farine blanche
Confitures au sucre	Pain hamburger
Corn flakes	Pain au chocolat
Crackers	Pain de mie même complet
Crêpes	Pain au lait
Croissants	Pain pita
Dattes	Pop corn sans ou avec sucre
Donuts	Raisins secs
Farine de sarrasin	Riz soufflé
Figues sèches	Sirops (menthe, grenadine...)
Flan pâtissier	Tapioca cuit
Frites	Tartes aux fruits

ALIMENTS À CHARGE GLYCÉMIQUE MOYENNE (entre 10 et 20) (Une portion deux fois par semaine maximum)

Abricots secs	Pain complet
Banane	Pain noir allemand
Chips	Pain au son
Céréales All Bran®	Patate douce
Crème glacée	Pâtes complètes
Fructose	Purée de pomme de terre
Fèves	Pizza
Gâteau de riz	Riz complet
Nutella®	Riz basmati
Pomme de terre bouillie avec peau ou au four dans sa peau	Semoule couscous cuite
Pâtes blanches cuites al-dente	Sorbet
Pain de seigle complet	Spaghetti aldente
Pain complet aux céréales	Vin
Pain intégral	

La quantité contenue dans une portion correspond à la taille de la paume de votre main.

ALIMENTS À CHARGE GLYCÉMIQUE FAIBLE
(inférieure à 10) À consommer à volonté :

Abricots (quatre)	Oignon
Carottes cuites	Œufs
Cerises (vingt)	Pain de seigle complet
Chocolat noir à 70% de cacao	Pastèque
Framboises	Pamplemousse (un)
Haricots blancs	Pâtes intégrales T200
Haricots rouges	Pâtes complètes T150
Haricots verts	Pêche (une)
Jus de pomme naturel (un verre)	Pommes
Jus de pamplemousse frais (un verre)	Poires
Jus de carotte (un verre)	Pois cassés
Jus d'orange frais (un verre)	Pois chiches cuits
Jus de tomates (un verre)	Pomme de terre bouillie avec peau
Kiwi (un)	Petits pois frais
Légumes verts, salades, choux, tomates, champignons	Potiron cuit
Lentilles	Poissons
Mangue (la moitié)	Prunes (quatre)
Melon (une moitié)	Vermicelle chinois (haricots mungo)
Myrtilles	Soja cuit
Navets	Viandes
Noix	Yaourt
Orange (une)	

Comblez vos carences en Fer et vitamines B6, B9 et B12

Si vous identifiez une carence en fer et vitamines B6, B9 et B12 suite au tests proposés dans ce livre, je vous recommande d'effectuer un dosage sanguin de la ferritine afin de connaître vos réserves en fer. En effet, le fer et les vitamines du groupe B citées sont les principaux cofacteurs responsables de la production de sérotonine. S'ils sont en déficit, vous ne pouvez plus fabriquer suffisamment de sérotonine et votre stock va progressivement s'épuiser. Il faudra donc prendre un complément en fer et en vitamines du groupe B ainsi qu'un précurseur de la sérotonine pour rétablir l'équilibre de votre cerveau et vous libérer des envies de sucré.

Testez et comblez vos carences en Acides Gras oméga 3, chrome et zinc

Si vous identifiez un déficit en acides gras oméga 3 ainsi que des symptômes liés à un manque de sérotonine, ce n'est pas la quantité de sérotonine qui est le problème, mais la rigidité des membranes neuronales qui « bloque » les récepteurs à la sérotonine. Si la sérotonine n'arrive pas à atteindre son récepteur, votre cerveau n'arrive pas à l'utiliser correctement et vous souffrez de symptômes semblables à un manque en sérotonine. Cela traduit un déséquilibre dans votre alimentation au profit des graisses saturées, des oméga 6 et des graisses « trans » et au détriment des « bonnes graisses » : les oméga 3. Pour rétablir l'équilibre, suivez les recommandations proposées à la suite du test sur les carences en acides gras oméga 3. Le chrome facilite l'action de la sérotonine au niveau cellulaire et il a un rôle important sur le métabolisme des sucres et des graisses. Le zinc améliore la neuroplasticité, il est donc important de tester et de combler vos carences éventuelles en ces deux oligoéléments afin de permettre à la sérotonine de pouvoir se fixer efficacement à ses récepteurs neuronaux.

Rééquilibrez votre alimentation

Le tryptophane est l'acide aminé qui va être utilisé pour produire de la sérotonine et de la mélatonine, respectivement, les hormones responsables de notre bien-être et de notre sommeil. Une carence en sérotonine peut arriver très facilement car les aliments riches en tryptophane sont peu nombreux (œufs, graines de courge, de tournesol et de sésame, amandes, noix de coco, lactosérum) et le tryptophane est l'un des premiers nutriments épuisés lors d'un régime amaigrissant. Mais, comme nous l'avons vu, c'est le ratio glucide/protéine qui influence l'assimilation du tryptophane. Pour être certain que vous ayez suffisamment de tryptophane disponible pour produire de la sérotonine, je vous recommande de suivre une alimentation respectant les rythmes naturels de votre corps : « un petit déjeuner de roi, un déjeuner de prince et un dîner de pauvre ».

Petit déjeuner : toujours inclure une protéine animale (jambon, œuf, laitage...) et une matière grasse (10 grammes de beurre).

Déjeuner : toujours inclure une protéine animale.

Goûter : fruits et/ou laitage.

Dîner : glucides à faible charge glycémique et protéine végétale ou poisson.

Le fait de respecter la chrono-nutrition vous assure un apport suffisant en tryptophane sans déclencher une compétition entre acides aminés qui bloquerait son passage au niveau du cerveau comme le fait une diète hyper-protéinée. **Identifier les émotions responsables d'une carence en sérotonine :** Nous savons que la baisse du taux de sérotonine cérébrale est responsable de changements d'humeur avec un émotionnel instable, un sommeil perturbé, des douleurs diffuses et une forte tendance au grignotage avec prise de poids. Nous avons également vu que notre taux de sérotonine était directement lié à notre style de vie (alimentation, exercice physique, respiration...). Or notre style de vie est la partie visible de notre identité. Si notre taux de sérotonine est bas, c'est que notre style de vie est erroné et pour aller plus loin, c'est peut-être notre propre identité qui est faussée. Le questionnement est alors une source de connaissance de soi importante car la réponse se trouve souvent dans la question. Je vous invite donc à méditer sur les questions suivantes :

Problématiques possibles	OUI	NON
Je me sens victime des situations et des gens		
J'ai des difficultés à me faire respecter		
J'ai l'impression de subir ma vie		
Je doute souvent de mes choix		
Je n'arrive pas à m'affirmer et à prendre ma place		
Je ne sais pas dire non		
J'ai des difficultés à aller jusqu'au bout de mes projets		
Ma relation avec ma mère est conflictuelle		
J'ai des problèmes gynécologiques chroniques		
Je crains le jugement des autres		
TOTAL :		

Si vous avez plus de deux oui aux questions précédentes, il est très probable que vos problèmes de poids soient liés à un système de croyance erroné sur vous-même et votre environnement. Nous verrons dans la suite de ce livre des exercices pratiques très utiles dans ce cas.

Bougez et respirez :
L'exercice physique augmente les taux de dopamine et de sérotonine dans le cerveau. Choisissez un sport doux tel que la marche, le vélo ou la natation et pratiquez 30 minutes par jour.

Pratiquez des exercices de respiration profonde. Ils vous permettront de mieux gérer le stress car ce dernier, s'il est vécu de façon répétée, peut bloquer notre capacité à produire de la sérotonine.

Pour faire baisser le taux de cortisol, hormone due au stress et responsable d'une prise de poids abdominale et augmenter le taux de sérotonine et de dopamine, les massages ou auto-massages sont très efficaces.

Si cela est possible, exposez-vous à la lumière naturelle du jour, il a en effet été prouvé que le taux de sérotonine cérébral est plus élevé l'été que l'hiver.

Les compléments alimentaires efficaces :
Comme nous l'avons vu, un rééquilibrage alimentaire est nécessaire si votre taux de sérotonine est trop bas, mais il risque de ne pas être suffisant. En effet le tryptophane est un acide aminé présent en faible quantité dans notre alimentation et il est le premier à diminuer si vous avez fait un régime hyper-protéiné. Le corps a des réserves très faibles en tryptophane ce qui explique la fréquence élevée de carences en sérotonine. De plus, la vie sédentaire soumise au stress et au manque d'activités extérieures va entretenir ce déficit. C'est l'entrée dans un cercle vicieux où nous allons nous gaver de sucrerie et de chocolat sans jamais être satisfaits nous menant vers une prise de poids avec anxiété et troubles de l'humeur. Voici les compléments alimentaires qui permettent de rééquilibrer le taux de sérotonine de façon efficace :

Complémentation pour un manque en sérotonine pré-synaptique :
Vos tests montrent un manque en sérotonine, en fer et en vitamines B6, B9 et B12.

☐ **Les trois premiers mois :**
- Bisglycinate de fer (non constipant) : 25 mg par jour au milieu d'un repas.
- Complexe B dont vitamine B6 (50 mg) et vitamine B9 (400 microgrammes).
- _Griffonia simplicifolia_ : 2 à 4 gélules de 400mg de poudre de graine de griffonia par jour, avant les repas de midi et du soir.

☐ **Les trois mois suivants :**
- Calcium : 1 000 mg par jour.
- Magnésium : 400 mg par jour.
- Zinc : de 15 mg à 45 mg par jour.

Complémentation pour un manque en sérotonine post-synaptique :

Vos tests montrent une carence en sérotonine, en oméga-3, en zinc et en chrome :

☐ **Les trois premiers mois :**
- Huiles de poisson : 1 000 mg par jour.
- Chrome : 200 microgrammes par jour.
- Zinc : de 15 mg à 45 mg par jour.

☐ **Les trois mois suivants :**
- Complexe B dont vitamine B6 (50 mg) et vitamine B9 (400 microgrammes).
- Zinc : de 15 mg à 45 mg par jour.
- Magnésium : 400 mg par jour.

Griffonia simplicifolia :

Le griffonia est une plante originaire d'Afrique de l'Ouest, riche en 5-hydroxytryptophane (5-HTP), un acide aminé présent naturellement dans notre corps et précurseur de la sérotonine. Le 5-HTP passe dans notre cerveau où il est transformé en sérotonine. Les graines de griffonia simplicifolia sont très riches en 5-HTP. Ainsi, pour augmenter votre niveau de satiété, je vous conseille de prendre le griffonia à l'état naturel et non sous forme d'extrait qui vont nécessiter l'utilisation de solvants et sont souvent chauffés. Il faut cependant être attentif lorsque l'on achète du griffonia en gélules à bien s'assurer de la teneur en 5-HTP qui doit être de 15% en moyenne. De plus, il est recommandé d'éviter de prendre du griffonia avec les antidépresseurs. Le conseil du médecin de Doctissimo : « Une cure de griffonia peut être une option alternative aux anxiolytiques de synthèse et permet d'éviter leurs effets secondaires (sécheresse buccale, indolence, perte de libido), en limitant les risques de prises addictives. Pour les patients souffrant de boulimie, une prise régulière de griffonia permettra de limiter naturellement leur appétit en donnant une sensation de satiété. Ainsi, il a été démontré en clinique que les patients limitent naturellement leur prise alimentaire de 10% en moyenne après une semaine de traitement. Le griffonia se prend habituellement en automédication mais, compte tenu des pathologies sur lesquelles cette plante intervient, il est prudent de consulter un praticien en cas de persistance des symptômes. »

- **Vous avez identifié une carence en dopamine et en sérotonine :**
Ceci est assez fréquent, car, selon les chercheurs du Scripps

Research Institut aux États-Unis, les circuits de la sérotonine et de la dopamine fonctionneraient en association pour la perte de poids. Leur travail montre même qu'il serait possible de perdre du poids tout en gardant un régime normal en calories si ces deux circuits sont activés.

Afin de relancer l'activité des circuits dopaminergiques et sérotoninergiques cinq actions sont à mettre en place : rééquilibrer son alimentation, tester et combler ses déficits en nutriments, marcher et prendre l'air, identifier les carences émotionnelles, choisir des compléments alimentaires efficaces.

Rééquilibrage alimentaire :

☐ Évitez les aliments qui font baisser le taux de neuromédiateurs :

– Sucres et aliments à forte charge glycémique.

– Le café

– Les graisses saturées animales (beurre, crème, saindoux ou graisse de porc, suif ou graisse de bœuf, graisse d'oie, de canard...) et végétales (huile de noix de coco, huile de palme). Les aliments frits.

☐ Respectez les bases de la chrono-nutrition : « Un petit déjeuner de roi, un déjeuner de prince et un dîner de pauvre »

– Petit-déjeuner : toujours inclure une protéine animale (jambon, œuf, laitage...) et une matière grasse (10 grammes de beurre).

– Déjeuner : toujours inclure une protéine animale.

– Goûter (optionnel) : Fruits et/ou laitage.

– Dîner : glucides à faible charge glycémique et protéine végétale ou poisson.

En pratique :

Matin	2 œufs à la coque, 2 tranches de pain complet beurrées, un thé vert **ou** 2 yaourts ou 1 fromage blanc à 3% de MG avec un cuillère à café de germe de blé, 2 tranches de pain complet beurrées, une chicorée **ou** 1 tranche de poulet, amandes, noix, infusion, thé vert ou chicorée
Midi	Une crudité Une protéine animale (poulet, viande, poisson) Légumes cuits à volonté Une cuillère à soupe d'huile d'olive Un carré de chocolat noir et une infusion
Collation	Fruit et/ou laitage
Soir	Soupe Poisson ou légumineuses Glucides à faible charge glycémique un yaourt ou un fromage blanc à 3% de MG et une infusion

Testez et comblez vos carences De nombreux micronutriments sont impliqués dans la fabrication de nos neuromédiateurs. La deuxième phase consiste donc non pas à prendre des compléments précurseurs des neuromédiateurs en déficit mais d'aider votre organisme à les fabriquer en lui donnant tous les outils nécessaires. Si vous êtes carencé en un ou plusieurs micronutriments, votre organisme ne pourra pas produire suffisamment de sérotonine et de dopamine. Je vous recommande donc d'aller aux pages de tests sur les micronutriments et de noter la présence de carences en :

- Fer
- Magnésium
- Chrome
- Vitamine B1
- Vitamine B3
- Vitamine B9
- Biotine
- Zinc
- Acides-gras oméga 3.

CHAPITRE 2 : SURPOIDS , NEUROMÉDIATEURS ET SCÉNARIO DE VIE

L A PRATIQUE EN CABINET et les connaissances actuelles en biochimie nous montrent sans équivoque le lien profond existant entre nos réactions chimiques et nos émotions. Que seraient la peur, la joie, la colère ou la tristesse s'il n'existait pas de relais chimiques capables de nous donner un ressenti physique. Sans un fonctionnement efficace de nos neurotransmetteurs, nous serions incapables d'utiliser l'information donnée par nos émotions, il nous serait alors impossible de conduire notre vie en prenant en compte notre environnement et nos besoins personnels. Pour Christel Petitcolin, formatrice en communication et auteure du livre « Scénario de vie gagnant », nos émotions sont de véritables cadeaux de la nature : la joie nous sert de moteur pour avancer, elle est notre meilleure source de motivation. La colère sert à mettre des limites et à chasser les intrus, elle est la garante du respect de soi, indispensable pour défendre son territoire et ses valeurs. La seule colère inadéquate est la colère contre soi-même puisque, en nous mettant « hors de nous », nous devenons un intrus à nous-même. La colère est donc l'accélérateur qui nous permet de sortir de situations difficiles, elle s'apaise quand nous sommes à nouveau respectés. La tristesse est un passage transitoire qui nous permet d'être disponible pour la nouveauté, elle permet de clore une période de vie et de tourner la page. La peur, c'est notre pédale de frein, qui nous permet d'aborder les dangers et la nouveauté avec prudence. Lorsque ces émotions sont équilibrées, nous vivons une vie harmonieuse. Lors de problème de surpoids, nous utilisons mal nos émotions très souvent de façon inconsciente. Cette mauvaise gestion émotionnelle est ancrée en nous par un contrat que nous avons fait avec nous-même lorsque nous étions très jeune enfant, entre 2 et 6 ans. À cet âge, ce contrat a pour fonction de nous permettre de survivre en intégrant les informations que nous percevons de notre environnement proche et nos besoins de base, il nous permet de sceller le lien à nos parents, et répond à notre besoin de sécurité. Il est vital jusqu'à l'adolescence, âge auquel commencent souvent les problèmes de poids liés à des émotions chaotiques. À l'âge adulte, ce contrat devient souvent un véritable boulet qui va entraver notre vie générant un « scénario de vie perdant » qui défile de façon répétitive. J'ai pu identifier un lien rapprochant le manque en certains neurotransmetteurs et notre scénario de vie.

MANQUE DE DOPAMINE ET SCÉNARIO DE VIE SANS JOIE

Si vos tests montrent une carence en dopamine, les informations suivantes peuvent vous intéresser. J'ai remarqué que les personnes ayant une carence en dopamine ont souvent établi un contrat autodestructeur envers elles-mêmes, c'est le scénario sans joie décrit par Claude Steiner : « Il y a destruction du potentiel de liberté et de gaieté de l'enfant spontané ». Le résultat emmène tout droit vers les dépendances (alimentaires, affectives, drogues...) et vers le déni du corps et de ses émotions. Il est alors légitime de se demander pourquoi nous sommes capables de nous « programmer » si jeune pour l'autodestruction ? Quelle est la raison profonde qui nous amène à refuser la joie de vivre et à passer notre existence dans la dépendance ? Dans le cas du surpoids chez les femmes, j'ai pu observer que le manque de dopamine était généralement corrélé à l'absence du père. Au début de notre vie, nous sommes totalement dépendants de nos parents pour notre survie et nous construisons notre identité en fonction d'eux. Une relation harmonieuse avec notre père va nourrir correctement notre besoin de reconnaissance et nous donner la motivation pour entreprendre et agir. Cette relation harmonieuse au père va donc permettre à sa fille et future femme d'intégrer harmonieusement sa part de masculinité et créer l'équilibre de sa personnalité. Sans ce rapport au père pendant l'enfance, deux voies peuvent s'ouvrir à l'adolescence : soit une surproduction de dopamine et donc de testostérone, « je prends la place du père inexistant au risque de brimer ma part de féminité » ou une sous-production de dopamine avec des problèmes de surpoids et une recherche constante de reconnaissance sociale avec des régimes à répétition pour correspondre aux critères d'autorité en terme d'esthétisme. Mais, en raison du manque du père qui entraîne une carence en dopamine, ces régimes seront toujours suivis d'un gain de poids, tant que ce rapport au père n'est pas conscientisé et le contrat modifié. Ceci est très bien expliqué dans le livre du Dr Maine, intitulé « Anorexie, boulimie, pourquoi ? Troubles de la nutrition et relation père-fille. Faim du père, soif de contact ». Le Dr Maine utilise le terme « faim du père » pour décrire le besoin naturel de contact des enfants pour leur père. Lorsque le père est absent physiquement ou sur le plan émotionnel, ce besoin n'est pas comblé et le vide ressenti, particulièrement chez les femmes, les conduit souvent à une mauvaise estime d'elles-mêmes, un rejet de leur corps et entraîne des troubles alimentaires tels que la boulimie et l'obsession des régimes. L'objectif n'est évidemment pas de trouver un coupable responsable de ses problèmes alimentaires. Ceci reviendrait à empirer la situation en se déresponsabilisant complètement de sa propre vie. Si la relation père-fille n'a pas été suffisamment structurante, le père porte évidemment une part de responsabilité face à l'enfant qui est toujours en vous, mais pas face à l'adulte que vous êtes devenue. C'est donc à vous de prendre votre vie en main et de ne pas tomber dans une victimisation vous empêchant d'évoluer. Des méthodes telles que l'_E.F.T. (Emotional Freedom Technique)_, le _rebirthing_, l'analyse transactionnelle et un travail sur l'enfant intérieur permettent de retrouver sa joie de vivre de façon simple et efficace.

MANQUE DE SÉROTONINE ET SCÉNARIO DE VIE SANS AMOUR

La sérotonine est reliée à la joie de vivre et à l'optimisme. Si vous avez une carence en sérotonine votre humeur risque d'être instable avec une tendance à la dépression ou au repli sur soi d'une part et à l'impulsivité ou l'anxiété mêlée à la peur de déplaire d'autre part. Au niveau alimentaire cette carence affective se traduira par une dépendance au sucre et aux aliments sucrés. « Le bonheur se transmet par la mère » La relation entre la production de sérotonine de notre cerveau et le lien à notre mère a été étudiée depuis de nombreuses années et les études scientifiques démontrant cette relation font légion. Elles montrent en particulier que le taux de sérotonine d'une personne est contrôlé par ses gènes, ce qui pourrait expliquer l'incidence plus élevée de la dépression dans certaines familles. Mais ce taux de sérotonine peut aussi être affecté par les soins parentaux reçus en bas âge : « Des expériences ont montré que des singes élevés par d'autres singes que leur mère (ce qui constitue un événement stressant pour eux) ont des taux plus bas d'un sous-produit de dégradation de la sérotonine dans leur sang. Ce plus faible taux persiste ensuite durant toute leur vie adulte, même chez les animaux qui avaient été éventuellement remis avec leur mère. Il semble donc qu'une privation des soins maternels en bas âge peut recalibrer notre taux de sérotonine à un plus bas niveau qui persiste jusqu'à l'âge adulte. » Le neuropsychiatre Boris Cyrulnik explique notamment comment un enfant négligé, abandonné ou qui vit auprès d'une mère dépressive aura tendance à créer des circuits neuronaux qui déclenchent plus facilement de la tristesse, alors qu'un enfant élevé et entouré par une mère joyeuse sera enclin à l'optimisme. Dans les problèmes de surpoids, la carence en sérotonine est souvent reliée à la peur d'être abandonné et au manque de signes de reconnaissance donnés de façon inconditionnelle dans l'enfance. En effet, c'est l'amour inconditionnel donné le plus souvent sous forme de caresses et de compliments fondés sur la personne telle qu'elle est qui va nourrir les circuits du bonheur et favoriser l'autonomie. Lors d'un surpoids lié à une carence en sérotonine, il y a souvent une réelle dépendance à la mère et une difficulté à être autonome sans culpabilité ou agressivité. Cette difficulté à « couper le cordon » et à vivre pleinement sa vie peut entraîner une prise de poids car nous voulons être importantes aux yeux de notre mère pour enfin recevoir cet amour inconditionnel fondé sur ce que nous sommes. Cette stratégie ne fonctionne évidemment pas, c'est notre enfant intérieur blessé qui prend les commandes de notre vie et nous attire inexorablement vers une dépendance aux sucreries et même à la dépression. Encore une fois, ce n'est pas en donnant la responsabilité du problème à notre mère que nous allons le solutionner, mais il sera quand même utile d'analyser notre relation mère-fille afin de « couper le cordon » tout en renforçant son auto-estime. La clé pour sortir du scénario sans amour va consister à rétablir une relation constructive et bienveillante avec soi-même avant de retrouver sincérité et spontanéité avec les autres. L'E.F.T. (_Emotional Freedom Technique_), la méthode « couper les liens toxiques » de Phyllis Krystal, les technologies spirituelles telles que le DP4 et la méthode TOOLS font des merveilles en ce domaine.

SURPOIDS , NEUROMÉDIATEURS ET IDENTITÉ DÉFAILLANTE

Les acides aminés parlent de notre identité profonde et de l'équilibre que nous avons atteint en tant qu'adulte. « Nous sommes ce que nous mangeons » devient une réalité mais nous pouvons également inverser la citation car notre assiette nous parle de nous, de nos besoins et de nos manques. En quelque sorte, nous mangeons ce que nous sommes.

Qui suis-je ? Pour faire simple, nous allons définir l'identité comme ce à quoi je m'identifie et la conscience que j'ai de moi-même. Notre identité nous permet de percevoir ce que nous avons d'unique, c'est-à-dire notre individualité. Notre identité se forge et se modifie constamment au cours du temps en fonction des autres et de notre regard sur nous-même et sur notre environnement. L'identité est une illusion dont nous sommes le maître.

Je vous propose un petit exercice pour définir de façon simple votre identité.

Je me présente	
Mon prénom	
Mon nom	
Ma date et mon lieu de naissance	
Je suis une femme ou un homme	
Je me décris physiquement	
Les principales caractéristiques de ma personnalité	
L'émotion ou le sentiment qui m'habite présentement	
Vos ressentis au sujet de vos relations (famille, amis..)	
Ce que vous aimez (sports, arts, nourriture, loisirs...)	
Vos rêves d'avenir	
Collez ou dessinez une image représentative de comment vous vous voyez présentement.	

Si vous vous voyez comme quelqu'un de gros ou en surpoids, si vous vous êtes décrit comme quelqu'un de gros, vous bénéficierez d'un travail sur votre identité, car c'est elle qui va orienter vos choix de vie. Si vous vous êtes « étiqueté(e) » comme une personne en surpoids, vos choix alimentaires seront ceux qui vous feront grossir. Ce processus est généralement inconscient, mais c'est un fait très bien étudié, nous orientons toujours nos choix vers ce qui colle à notre identité. Pour modifier nos choix alimentaires sans se battre contre nous-même, il convient donc d'abord de modifier les critères auxquels nous nous identifions.

Choisissez une identité favorable :

C'est en choisissant une identité favorable que vous allez faire des actions bénéfiques pour votre santé. C'est à vous de vous donner les signes de reconnaissance que vous attendez, vous en avez la totale liberté et le pouvoir. Ce sont ces signes de reconnaissance qui vont vous permettre de modifier votre vision de vous-même. Ceci a été très bien documenté dans le fameux « effet Pygmalion » ou « la prophétie auto-réalisante » qui montre que l'étiquette que nous portons comme identité influence l'attitude de l'entourage à notre égard et nous influence également. L'effet Pygmalion a été découvert grâce aux expériences de Rosenthal. Ce dernier a tout simplement réalisé une étude sur des rats en situation d'apprentissage dans un labyrinthe mais il a introduit volontairement un biais : après avoir constitué deux échantillons de rats, il informe un groupe de six étudiants que le groupe de rats n° 1 comprend six rats sélectionnés pour leur intelligence supérieure ; on doit donc s'attendre à des résultats exceptionnels de la part de ces animaux. Il signale ensuite à six autres étudiants que le groupe des six rats n° 2 n'a rien de remarquable et qu'il est fort probable que ces rats auront du mal à trouver leur chemin dans le labyrinthe. En réalité, la répartition des rats a été effectuée tout à fait au hasard et aucun groupe n'est plus intelligent que l'autre. Pourtant, ce qui va être observé par l'équipe de chercheurs de Rosenthal est étonnant. Les rats soit-disant intelligents se révèlent beaucoup plus performants alors que les rats soit-disant idiots ont des performances déplorables certains ne quittant même pas la ligne de départ pour chercher leur chemin dans le labyrinthe. Après analyse, il s'avère que les étudiants qui croyaient que leurs rats étaient particulièrement intelligents, leur ont manifesté de la sympathie, de la chaleur, de l'amitié. Inversement, les étudiants qui croyaient que leurs rats étaient stupides ne les ont pas entourés d'autant d'affection. L'expérience est ensuite retentée par Rosenthal et Jacobson mais avec les élèves d'une école de San Francisco : Rosenthal et Jacobson font passer un test de QI à l'ensemble des élèves, puis s'arrangent pour que les enseignants prennent connaissance des résultats, croyant qu'il s'agit d'une erreur de transmission de courrier. Les résultats ne sont pas les résultats réels du test de QI et 20 % des élèves se sont vu attribuer un résultat surévalué. À la fin de l'année, Rosenthal et Jacobson font repasser le test de QI aux élèves. Le résultat de l'expérience démontre qu'une année après le premier test, les 20 % se sont comportés comme les rats du premier groupe : ils ont amélioré de 5 à plus de 25 points leurs performances au test d'intelligence.

Cette expérience prouve bien que nos croyances, notre regard et notre attitude envers nous-même modifient profondément notre identité. Si nous pensons « je suis trop gros(se) », nous allons développer l'attitude de quelqu'un de gros et il nous sera très difficile de sortir du cercle vicieux « pensée-ressenti-attitude » sauf si nous prenons conscience de ce phénomène et décidons volontairement de changer. Notre identité se modifie grâce à la perception que nous avons de nous-même, à nos pensées, à nos émotions et surtout notre ressenti. Afin de perdre du poids de façon durable, sans entrer en guerre contre nous-même, nous devons transformer notre identité défaillante en une vision positive de nous-même. C'est ce processus de transformation qui va nous permettre de changer nos habitudes alimentaires de façon naturelle. Nous allons adopter un nouveau mode de vie sain sans faire aucun effort car il correspond à l'image positive que nous avons de nous-même. Voici un exemple de protocole :

Première étape : formulez clairement votre objectif

ex : je veux peser 55 kg dans 3 mois

Deuxième étape : pensez que vous avez atteint votre objectif et décrivez ce que vous ressentez en débutant votre phrase par « je suis », car être c'est ressentir. Adoptez immédiatement l'état d'être que vous avez choisi sans tenir compte des conditions ou des circonstances extérieures.

ex. 1 : je suis fière de mon corps, beau, mince et musclé.

ex. 2 : je suis heureuse et bien dans mon corps.

ex. 3 : je suis mince, épanouie et heureuse de ma silhouette.

Troisième étape : visualiser votre objectif :

Imprimez une photo de vous avant votre prise de poids ou la photo d'une silhouette qui vous plaît.

Le fait de visualiser permet de passer à l'action car votre cerveau va intégrer cette image comme normale et va permettre un changement de comportement auquel il résistait jusqu'à présent, car il y avait incohérence entre votre identité et votre objectif.

Quatrième étape : observez les problèmes, les difficultés, les obstacles, transformez les en opportunités.

À partir du moment où vous aurez correctement fixé votre objectif et vous vous serez engagés dans un nouveau état d'être, de nombreux obstacles vont se présenter à vous. L'opposition s'intensifie tout simplement parce que vous avez changé d'attitude envers vous-même et donc vous êtes en train de modifier votre identité. Hors votre environnement résistera à ce changement. Cette opposition se présentera à vous sous la forme de personnes ou de situations, par exemple des amis qui réagiront de façon inconsciente à votre changement en essayant de vous empêcher de réussir avec des petites phrases telles que « il faut te faire plaisir, mange de la pizza, prends un dessert... » Observez simplement ces oppositions sans y résister. Voyez-les comme une chance de rester centré(e) sur votre objectif, de vous respecter car vous savez ce qui est bon pour vous, sans agressivité, ni passivité.

Cinquième étape : pratiquez, restez centré(e) en toute sérénité tous les jours (au moins la moitié de votre journée) pendant 21 jours et observez les changements.

Grâce à ce protocole simple, j'ai pu être le témoin de pertes de poids spectaculaires. Il faut cependant noter que ce dernier ne fonctionne pas chez les personnes dont le processus d'individuation n'est pas terminé à cause de blessures passées non résolues. Dans ce cas un travail sur soi sera nécessaire en première intention.

CHAPITRE 3 : CARENCES EN SELS MINÉRAUX ET SURPOIDS

LES SELS MINÉRAUX QUI BLOQUENT LA PERTE DE POIDS

LES SELS MINÉRAUX sont des éléments indispensables à la vie. Ils n'apportent pas d'énergie mais ils sont nécessaires au bon fonctionnement de l'organisme et seule notre alimentation peut nous les apporter. Les sels minéraux ont trois domaines d'action principaux :

- sur notre métabolisme : ils entrent dans la formation des enzymes et hormones ;
- sur notre structure : ils permettent la fabrication des os et des dents ;
- sur le fonctionnement de notre organisme : ils favorisent le maintien du rythme cardiaque, de la contractibilité musculaire, de l'équilibre acido-basique et de la conductivité neuronale.

Les minéraux qui peuvent radicalement bloquer une perte de poids sont au nombre de six, dont deux sont considérés comme des minéraux majeurs, car ils exigent des apports supérieurs à 100 mg par jour : le calcium et le magnésium. Les quatre autres s'appellent des oligoéléments, car on les trouve en très petite quantité dans le corps : le fer, le zinc, le chrome et l'iode.

Si vous voyez aisément le lien existant entre manque d'amour de soi et les problèmes de poids, vous vous posez sûrement la question de la relation entre un manque d'amour de soi et une carence chronique en certains sels minéraux.

La première corrélation a en effet déjà été très documentée et je reprendrai ici les propos de Jacques Martel dans le grand dictionnaire des malaises et des maladies pour l'étayer : « Par mon obésité, je cherche une forme de protection. Il y a un fossé entre moi et le monde extérieur. Je veux tellement aimer et m'approcher des gens que j'aime mais j'ai tellement peur. Je camoufle ainsi mon insécurité. »

De nombreux auteurs ont établi un lien direct entre un besoin de sécurité non satisfait et une prise de poids à un moment ou un autre de notre vie. Il semble que le manque d'amour reçu ou ressenti comme un abandon crée un vide intérieur que nous aurons de cesse d'essayer de combler par la nourriture. En faisant cela, nous nous leurrons nous-même et nous risquons fort de rentrer dans un processus autodestructeur en nous coupant de nos émotions, de notre corps et de nos ressentis. Il conviendra donc d'être une « bonne mère » pour soi-même, de se ménager, se protéger, se nourrir sainement, se laisser grandir, se valoriser... Un amour de soi équilibré nous permettra de poser sur nous-même un regard bienveillant et donc de faire les bons choix en matière d'alimentation.

Il convient maintenant d'éclairer la connexion entre sels minéraux et amour de soi. Pour ce faire, je vais vous raconter l'histoire d'une de mes patientes que je vais nommer Sophie. Ce n'est pas son vrai prénom afin de respecter son anonymat. Sophie est venue me voir en consultation en janvier 2011 pour un problème de poids qui la déprime depuis plus de dix ans. Elle a 45 ans et a épuisé tous les régimes disponibles sur la planète. Ses analyses montrent un fort déficit en calcium. Elle me dit que ce manque de calcium est chronique, rien ne fonctionne pour rétablir un taux normal et, encore une fois, elle a tout essayé, alimentation, médicaments, sport et compléments alimentaires de toutes sortes, rien ne fonctionne. Je prends donc rapidement conscience que la réponse à son problème est en dehors de son raisonnement purement logique et je lui propose un test de kinésiologie qui va me permettre de communiquer directement avec les informations présentes au niveau de son subconscient. Ce test permet de mettre de côté les barrières érigées par notre cerveau sous forme de jugement, de classification des causes possibles de nos problèmes, et de l'analyse de notre situation. Ces barrières sont des systèmes de protection nécessaires à un moment donné car elles vont souvent permettre de « résoudre » notre problématique de façon ponctuelle. Par contre, au long cours, ces barrières mentales représentent une vraie carapace face au changement et face à la vie. Le test de kinésiologie me donne la réponse du corps, sans aucune forme de jugement. Et lorsque je demande à Sophie de répéter consciemment la phrase « Je m'aime et je m'accepte telle que je suis », son inconscient me répond que non. Nous avons donc travaillé non pas sur une complémentation alimentaire mais sur l'amour de soi. Après huit séances espacées d'une semaine chacune, Sophie a commencé à perdre du poids sans aucun effort. Elle a par la suite stabilisé son poids de forme et m'a envoyé ses nouvelles analyses, le taux de calcium était normal alors qu'elle ne prenait plus aucun complément. J'ai pu par la suite vérifier de nombreuses fois que le manque d'amour de soi était un véritable verrou empêchant la perte de poids et la stabilisation de certains sels minéraux dont le calcium, le fer et le magnésium. Les questionnaires suivants vous permettront de mettre en lumière d'éventuelles carences en sels minéraux et d'évaluer la relation que vous avez avec vous-même.

Les questionnaires sur les sels minéraux sont tirés du livre de Patrick Holford « The optimum nutrition bible ».

IDENTIFIEZ VOS CARENCES EN SELS MINÉRAUX

LE CALCIUM :

Pour chaque symptôme que vous vivez de façon régulière, notez 1 point.

Symptômes	Points
Crampes musculaires	
Insomnie ou nervosité	
Douleurs articulaires ou arthrite	
Plus de 3 caries dentaires	
Hypertension artérielle	
TOTAL CALCIUM	

Si votre « Total Calcium » est supérieur ou égal à 3, vérifiez que votre alimentation inclut les aliments suivants pour leur richesse en calcium.

Recommandation quotidienne en calcium : 1000 milligrammes

Rôle du calcium dans la perte de poids : des chercheurs Québécois ont montré qu'une alimentation pauvre en calcium (moins de 600 mg par jour) était directement liée à une prise de poids. À la lumière des études menées récemment aux États-Unis et au Canada, les femmes dont l'apport en calcium est insuffisant auraient 6 à 7 fois plus de risques de faire de l'embonpoint.

Aliments riches en calcium (en mg pour 100 g) :

Emmental	1200	Chou frisé	136
Graines de sésame	990	Fromage blanc à 20 % de MG	130
Sardines en conserves	400	Coquilles Saint-Jacques	120
Tofu	350	Yaourt nature	125
Graines de lin	330	Noisettes	123
Amandes	256	Crevettes cuites	115
Saumon rose	230	Lait	114
Maquereau	200	Épinards	112
Anchois	200	Moules cuites	100
Seiches	180	Sole	100
Noix du Brésil	160	Dorade	100
Figues fraîches	160	Omelette nature	80
Cresson	158	Graines de tournesol	77
Perche rose	137	Brocoli	76

Précautions : insuffisance rénale ou hyperparathyroïdie : consulter un médecin avant de prendre un supplément en calcium.

Contre-indications : en cas de sarcoïdose, la supplémentation en calcium pourrait être responsable d'hypercalcémie.

Interactions : il faut laisser un intervalle de 2 heures minimum entre la prise de calcium et les éléments suivants :

- les minéraux : fer, zinc, chrome et manganèse
- certains médicaments : antibiotiques à quinolone et tétracyclines, hormones thyroïdiennes, et biphosphonates

Compléments alimentaires :

Il existe trois formes de compléments :

- le calcium de source naturel, dont la dolomite, le calcium corail et les coquilles d'huîtres moulues. C'est une forme peu coûteuse, mais il a été signalé la présence de plomb dans certains de ces produits. Il faudra donc uniquement prendre les compléments dont le laboratoire certifie l'absence de plomb.

- le carbonate de calcium est présent dans les compléments de synthèse. Il peut provoquer de la constipation et des ballonnements. De plus, il est moins bien absorbé lorsque le taux d'acide gastrique est faible. Il faudra donc le prendre avant les repas avec un jus de citron.

- le calcium chélaté : le calcium est lié à un acide organique, ce sont les citrate, gluconate, aspartate et orotate de calcium. Ces compléments alimentaires sont plus chers, mais nettement mieux absorbés que les précédents.

LE FER, VERTIGES ? FATIGUE ? TENDANCE AUX FRISSONS ?

Manquez-vous de fer ? Faites le test. Pour chaque symptôme que vous vivez de façon régulière, notez 1 point.

Symptômes	Points
Teint blanc	
Fatigue	
Nausées	
Perte de sang importante pendant les règles	
Tendance aux frissons	
Tendance aux vertiges	
Essoufflement important après un petit effort	
Courbure des ongles	
Fissures dans le coin de la bouche	
TOTAL FER	

Si votre « Total Fer » est supérieur ou égal à 5, modifiez votre alimentation et demandez un bilan à votre médecin. Le fer est très oxydant, ne prenez pas de complément alimentaire à base de fer sans l'avis médical.

Besoins journaliers en Fer en fonction de l'âge :
- Nourrissons : 0,4 à 1 mg
- Enfants :7 à 10 mg
- Femmes : 16 à 20 mg
- Hommes : 10 mg
- Femmes enceintes : 20 à 22 mg
- Sportifs : 30 mg

Il existe deux types de fer dans l'alimentation :
- Le fer héminique (d'origine animale) que l'on trouve dans les viandes rouges, les poissons et les fruits de mer. Son absorption par l'organisme est de 15 % à 35 %.
- Le fer non héminique est présent dans les céréales, les œufs, les légumes, les fruits et les produits laitiers. Le fer non héminique est moins bien absorbé par l'organisme, de 2 % à 5 % seulement du fer non héminique est absorbé par l'organisme.

L'absorption du fer non héminique est principalement activée par :
- La vitamine C (acide ascorbique), elle est multipliée par 3 en cas d'absorption de 100 ml de jus d'orange, et par 7 pour 100 ml de jus de papaye, également par l'acide citrique des agrumes ou l'acide malique des pommes.
- La lactofermentation (jusqu'à 50 % d'assimilation dans la choucroute).
- La cuisson (elle passe de 6 à 30 % pour les brocolis).

L'absorption est principalement inhibée par :
- Les tanins contenus dans le thé (L'absorption du fer peut diminuer de 60 % au petit-déjeuner par la prise de thé. Le café a moins d'action et les thés sans tanins n'ont pas d'action).

- L'excès de calcium (notamment dans les produits laitiers). Les protéines du jaune et du blanc d'œuf.

Rôle du fer dans la perte de poids : le fer est nécessaire à la production de tous nos neuromédiateurs dont la dopamine et la sérotonine. Une carence en fer provoquera obligatoirement un fort déficit de motivation et des fringales pour les aliments sucrés en fin de journée. Selon le Dr Didier Chos, président de l'Institut Européen de Diététique et Micro-nutrition, « L'implication du fer dans le métabolisme des neuromédiateurs, et dans celui de la thyroïde, font de la carence en fer une des causes les plus importantes de résistance à l'amaigrissement »

Où trouver 20 mg de fer ?
Voici la teneur en fer de divers aliments, tableau élaboré par les diététiciens de l'hôpital cantonal de Lucerne en Suisse. Les valeurs représentent le nombre de milligrammes de fer pour 100 grammes d'aliments.

VIANDES ET CHARCUTERIES :
- Boudin (29 mg pour 100 grammes).
- Viande des grisons (10 mg pour 100 grammes).
- Viande de chevreuil (3 mg pour 100 grammes).
- Viande de bœuf (2 mg pour 100 grammes).

POISSONS ET FRUITS DE MER :
- Huîtres, moules (6 mg pour 100 grammes).
- Sardines (2,5 mg pour 100 grammes).
- Crustacés (2 mg pour 100 grammes).

LAIT, PRODUITS LAITIERS ET OEUF :
- Lait, yaourt (0,1 mg pour 100 grammes).
- Jaune d'œuf (1,8 mg pour 100 grammes), (100 grammes = 2 œufs).

CÉRÉALES, PAIN, PÂTES :
- Son de blé (16 mg pour 100 grammes).

- Flocons de millet (9 mg 100 grammes).
- Germes de blé (8 mg pour 100 grammes).
- Flocons d'avoine (4 mg pour 100 grammes).
- Blé noir ou sarrasin (3,5 mg pour 100 grammes).
- Pain complet.
- Pain de seigle complet.

LÉGUMES, POMMES DE TERRE ET LÉGUMINEUSES :

- Épinards, côtes de bettes (3 mg pour 100 g).
- Petits pois (2 mg pour 100 g).
- Brocoli (1,4 mg pour 100 g).
- Chicorée (1,4 mg pour 100 g).
- Cresson (1,3 mg pour 100 g).
- Chou de Bruxelles (1 mg pour 100 g).
- Laitue (1 mg pour 100 g).
- Haricots verts (1 mg pour 100 g).

LE MAGNÉSIUM :

Manquez-vous de magnésium ? Faites le test.

Pour chaque symptôme que vous vivez de façon régulière, notez un point.

Symptômes	Points
Contractions involontaires de la paupière	
Crampes musculaires	
Faiblesse musculaire	
Insomnie, nervosité ou hyperactivité	
Hypertension artérielle	
Battements de cœur irréguliers ou rapides	
Constipation	
Crises de convulsions	
Rétention d'eau	
Dépression ou confusion	
TOTAL MAGNÉSIUM	

Si votre « Total Magnésium » est supérieur ou égal à 5, vérifiez que votre alimentation pour un apport optimum en magnésium.

Recommandation quotidienne : 400 à 600 milligrammes

Rôle du magnésium dans la perte de poids : les personnes ayant une carence en magnésium ont tendance à éprouver une résistance à l'insuline ce qui entraîne une tendance à stocker les graisses et un risque de diabète de type 2. Attention cependant si vous êtes diabétique ou si vous souffrez de problèmes cardiaques ou rénaux, un apport complémentaire de magnésium peut être contre-indiqué. Voyez avec votre médecin pour savoir si vous pouvez augmenter le magnésium dans votre alimentation sans danger. Les aliments raffinés sont presque totalement dépourvus de magnésium. En cas de carence soupçonnée ou de coup de déprime, de fatigue ou de troubles du sommeil, une cure de magnésium sous forme de compléments peut être envisagée. Sachez néanmoins que le magnésium est bien mieux assimilé sous forme alimentaire.

Aliments riches en magnésium (en mg pour 100 g) :

Algues marines	2500	Noisettes	150
Fruits de mer	410	Flocons d'avoine	150
Cacao en poudre	400	Noix	129
Germe de blé	400	Cassis frais	105
Sésame	350	Pain complet	80
Pois secs cassés	300	Figues sèches	77
Amandes sèches	250	Abricots frais ou secs	60
Noix du Brésil	230	Aubergines	60
Noix de cajou	180		

Quel complément choisir ?

Si votre total magnésium est supérieur à 5, vous pouvez penser à prendre une complémentation en magnésium mais faites très attention à votre choix car de nombreuses formes de magnésium encore vendues en pharmacies et magasins diététiques sont très peu absorbables.

A éviter :
- Le chlorure de magnésium, car il est très laxatif et sera donc très mal assimilé. De plus il apporte des ions chlorures qui vont acidifier votre organisme. Hors l'alimentation moderne est déjà beaucoup trop riche en aliments acidifiants, qui vont bloquer la perte de poids et générer de la fatigue et de multiples problèmes de santé. Il faudra donc éviter le chlorure de magnésium.
- Le lactate de magnésium : c'est la forme la plus vendue en France, hors elle libère dans le corps de l'acide lactique qui est un poison responsable de fatigue musculaire et de crampes, de plus c'est un puissant déclencheur d'anxiété très utilisé dans les laboratoires qui font des recherches sur les animaux... no comment.
- L'aspartate de magnésium : c'est le sel de magnésium le plus vendu en Allemagne, l'aspartate est un puissant toxique cérébrale pouvant générer une excitation neuronal allant jusqu'à l'épilepsie.
- Le carbonate, l'hydroxyde et l'oxyde de magnésium : ces sels ont une très mauvaise biodisponibilité, c'est-à-dire qu'ils sont très mal absorbés par l'intestin grêle pour aller dans le sang et être utilisés, une grande partie de ces sels va rester dans l'intestin et risque de générer des diarrhées.

Tous ces sels de magnésium accélèrent le transit intestinal et sont donc très mal absorbés, mais, par cette action, ils empêchent aussi la bonne absorption d'autres minéraux et vitamines, générant ainsi d'autres carences.

Privilégiez le glycérophosphate de magnésium, c'est un sel avec une très bonne biodisponibilité, il est très bien absorbé par l'organisme et n'accélère pas le transit et aussi le bisglycinate de magnésium, dans cette forme, le magnésium est lié à un acide-aminé, la glycine. Ce type de magnésium a une très bonne biodisponibilité et aucune toxicité.

Le magnésium threonate a été étudié récemment chez les rats dont il augmente significativement les capacités cognitives. Il semble donc permettre d'augmenter la concentration cérébrale en magnésium. Il convient d'attendre le résultats des recherches sur l'humain.

La vitamine B6 et la taurine permettent d'améliorer l'absorption du magnésium.

Précautions : si vous prenez un complément à base de magnésium, vérifiez régulièrement vos besoins en calcium et vitamine D.

Le ZINC :

Manquez-vous de zinc ? Faites le test.
Pour chaque symptôme que vous vivez de façon régulière, notez 1 point.

Symptômes	Points
Baisse de l'odorat ou du goût	
Tâches blanches sur les ongles	
Infections fréquentes	
Vergetures	
Acné ou peau grasse	
TOTAL ZINC	

Si votre « Total zinc » est supérieur ou égal à 3, vérifiez votre alimentation pour un apport optimum en zinc.

Les besoins journaliers en zinc chez l'adulte sont de 10 mg par jour.

Rôle du zinc dans la perte de poids :
Le zinc améliore le métabolisme et le fonctionnement de la thyroïde. Une déficience en zinc a été associée à une diminution de la concentration des hormones thyroïdienne, entraînant une prise de poids.

Les aliments riches en zinc (en mg pour 100g) sont les suivants :

Huître	16
Germes de blé	12
Graines de courge entières	10
Chocolat (tablettes)	10
Foie de veau biologique	9
Graines de pavot	8
Viande rouge	5
Pain complet	5
Jaune d'œuf	4

De manière générale, le zinc contenu dans les protéines animales est mieux absorbé que celui contenu dans les protéines végétales. Cette diminution de l'absorption du zinc est due à la présence de phytates (fibres végétales), notamment dans les céréales complètes

Les besoins en zinc seront facilement comblés par l'alimentation et une complémentation est à éviter sauf si vous êtes dépendant à l'alcool.

Précaution : si vous avez une carence en zinc, vérifier également le fer et l'iode car une déficience concomitante de ces trois éléments peut fortement diminuer la production d'hormones thyroïdiennes, qui aura comme conséquence directe une baisse de votre métabolisme et une prise de poids avec impossibilité de maigrir.

LE CHROME :

Manquez-vous de chrome ? Faites le test.
Pour chaque symptôme que vous vivez de façon régulière, notez 1 point.

Symptômes	Points
Sueur importante	
Étourdissement ou irritabilité après 6 heures sans manger	
Besoin de repas fréquents	
Mains froides	
Besoin de sommeil excessif ou somnolence dans la journée	
TOTAL CHROME	

Si votre « Total Chrome » est supérieur ou égal à 3, vérifiez votre

alimentation pour un apport optimum en chrome.

Rôle du chrome dans la perte de poids : le chrome trivalent est un oligoélément essentiel pour le métabolisme du sucre. Une déficience en chrome peut diminuer la capacité de l'insuline à réguler le niveau de sucre dans l'organisme. Recommandations : 200 microgrammes par jour

Les sources naturelles de chrome sont les suivantes (en microgramme pour 100 g)   :

Moules	128
Levure de bière	112
Noix du Brésil	100
Huîtres	57
Dattes séchées	29
Poires	27
Crevettes grises	26
Farine complète	21
Tomate	21
Champignon	17
Brocoli	16
Noisettes	12
Côtelettes de porc	10
Maïs complet	9
Jaune d'œuf	6
Bœuf	3
Hareng	2

Si vous avez une carence en chrome, complétez votre alimentation journalière avec les aliments riches en chrome et évitez les compléments alimentaires.

L'IODE :

Fatigue, déprime, surpoids... Et si c'était une carence en iode ? Pour chaque symptôme que vous vivez de façon régulière, notez 1 point.

Symptômes	Points
Constipation	
Déprime	
Surpoids	
Frilosité	
TOTAL IODE :	

Si votre « Total iode » est supérieur ou égal à 3, vérifiez votre alimentation pour un apport optimum en iode.

Besoins journaliers en iode pour un adulte : 150 microgrammes et 200 microgrammes pendant la grossesse et l'allaitement.

Rôle de l'iode dans la perte de poids : une carence en iode est directement liée à un mauvais fonctionnement de la thyroïde et donc à une prise de poids.

Si vous avez une carence en iode, privilégiez les aliments riches en iode et évitez les aliments goitrogènes qui activent l'élimination urinaire de l'iode.

Aliments à privilégier   :

Sources naturelles d'iode	Microgrammes pour 1 gramme	Sources naturelles d'iode	Microgrammes pour 100 grammes
Huile de foie de morue Algue marine séchée Kombu	200 à 600	Ail frais	90
Algue marine séchée Dulce	67 à 112	Thon frais	80
Algue marine séchée Wakame	120 à 312	Hareng frais	70
Algue marine séchée Nori	14 à 206	Poissons marins et fruits de mer	40
Sel marin iodé	15	Lait	15
Huile de foie de morue	5		

Aliments à éviter :

Toutes les plantes de la famille des crucifères (tous les choux y compris les brocolis, rutabaga, navet, radis)

- Les légumineuses
- Les pommes de terre et les oignons
- Les céréales comme le blé
- Le tabac : il freine l'absorption de l'iode, donc si vous êtes fumeur vous augmenter vos chances de manquer d'iode.

Précaution : si vous avez une carence en iode, vérifier également le fer et le zinc car une déficience concomitante de ces trois éléments peut fortement diminuer la production d'hormones thyroïdiennes, qui aura comme conséquence directe une baisse du métabolisme et une prise de poids avec impossibilité de maigrir.

SYMBOLIQUE D'UNE CARENCE EN SELS MINÉRAUX

SELS MINÉRAUX ET AMOUR DE SOI :

Il est simple de savoir si l'amour de vous-même est suffisamment profond pour ne pas perturber votre relation à l'alimentation, posez-vous la question suivante : Est-ce que j'aime passer du temps avec moi-même ?

Si vous aimez les moments de solitude sans chercher à tout prix la compagnie ou l'action et si vous ne recherchez pas la solitude par peur ou par fuite, vous pouvez passer au chapitre suivant, car votre amour de vous-même est suffisamment solide pour ne pas être un élément verrouillant vous empêchant de perdre du poids. Par contre, si vous vivez les moments de solitude comme une fatalité vous apportant de la tristesse, voire un sentiment d'abandon, vous risquez fort d'avoir des difficultés à conserver votre poids de forme avec à la clé de nombreuses carences en sels minéraux.

Qu'est-ce que l'amour de soi ?

S'aimer soi-même c'est être un bon compagnon pour soi, un ami bienveillant, un père protecteur et une mère nourricière. S'aimer soi-même c'est être entier et bien ancré dans la vie en acceptant le bon comme le mauvais, la joie comme la tristesse, le courage et la peur, la souffrance et le plaisir. S'aimer soi-même, c'est aimer la vie. C'est un acte joyeux qui amène à savoir prendre soin de soi, à satisfaire ses besoins et se donner des marques de reconnaissance. S'aimer soi-même représente le point d'équilibre en soi qui s'oppose à « se perdre dans les autres » ou « se noyer en soi-même ». Loin d'être un acte égoïste, l'amour de soi est un phénomène inné chez le petit enfant et une action courageuse chez l'adulte qui intègre respect de soi et ouverture aux autres.

AMOUR DE SOI ET ALIMENTATION

Le manque d'amour de soi cache une souffrance profonde qui pourra se matérialiser entre autres par des compulsions alimentaires. La nourriture jouera alors un rôle de meilleure amie en vous réconfortant et en vous sécurisant. C'est un refuge qui vous permet de faire taire le monde extérieur et votre souffrance intérieure, mais c'est aussi votre système d'autodestruction pour échapper à ce monde et à la douleur qui lui est liée. Que ceci soit conscient ou non, comme le dit Doreen Vertue « chaque kilo superflu qui pèse sur votre corps a son équivalent de souffrance dans votre cœur ». Vous avez peut-être essayé tous les régimes du monde, mais cela ne sert à rien. Vos kilos en trop sont votre façon de faire face aux épreuves de la vie et le seul moyen de les perdre sera dans un premier temps de prendre conscience de votre souffrance et dans un deuxième temps de changer votre façon d'y réagir. Dans le cas précis de manque d'amour de soi, les régimes ne servent strictement à rien, ils sont même dommageables et vous le savez très bien, car vous reprenez inexorablement les kilos perdus. Répondre à votre cœur blessé en bourrant votre estomac de tout et n'importe quoi ou bien en l'affamant est un parfait non sens. Un travail de reconnaissance puis de libération de votre douleur vous permettra d'acquérir une attitude plus aimante envers vous-même et votre poids se normalisera naturellement. Ceci n'est pas un raccourci simpliste mais bien une réalité clinique que j'ai vécue avec beaucoup de mes patients et surtout de mes patientes. C'est cette expérience qui m'a permis de relier le manque d'amour de soi à la difficulté de prendre sa place dans la vie et la sensation souvent bien réelle que les autres occupent votre espace vital. Votre vie ne vous appartient plus, seul le regard et le jugement de l'autre ont une valeur, vous n'êtes plus le seul maître à bord, mais vous avez laissé vos peurs prendre les commandes. Or ces peurs agissent comme de véritables parasites qui vous affament. Vous vous précipitez sur la nourriture non pas pour vous nourrir et vous donner de l'énergie mais pour nourrir votre parasite intérieur c'est à dire nourrir vos peurs. Le résultat est là, vous êtes épuisé et en surpoids, vous n'aimez pas votre corps tout simplement parce que ce n'est pas vous. Il est temps de découvrir le joyau qui vit au fond de vous.

Exemples liés aux carences en sels minéraux :
Lors de mes consultations, une partie de mon anamnèse consiste toujours en un test de kinésiologie qui me permet de communiquer avec le subconscient et la première affirmation que je vérifie chez mes patients est inlassablement « je m'aime et je m'accepte telle que je suis ». Lorsque ce test montre un manque d'amour et d'acceptation de soi, j'ai pu observer de façon très fréquente la présence de parasites intestinaux avec des symptômes divers, dont des anémies chroniques, des alternances de diarrhées et de constipation, de la fatigue et des douleurs intestinales...
La nature ayant horreur du vide, un manque d'amour de soi laisse invariablement la place à un système de parasitage et c'est ce dernier qui commande votre humeur, vos réactions et votre appétit, notamment en épuisant vos réserves en fer. C'est ainsi que Myriam, une patiente de 45 ans, vient me voir pour un surpoids et une fatigue persistante. Elle a une attitude de victime par rapport à son poids car la fatigue, le travail et les contraintes familiales « l'empêchent » de manger correctement. Elle court pour son travail, les enfants, le ménage, elle est épuisée et a l'impression de trop en faire sans recevoir de marques de reconnaissance. Le test de kinésiologie montre un faible amour de soi et le bilan sanguin qu'elle m'apporte montre une anémie liée à une carence en fer. Myriam me dit que son médecin lui a prescrit un complément en fer, mais dès qu'elle l'arrête l'anémie revient. En poussant l'analyse, nous découvrons la présence de parasites intestinaux. Dans ce cas, une complémentation en fer est fortement contre-indiquée puisque le fer favorise la proliféra-

tion de pathogènes. J'ai suivi Myriam 9 mois pendant lesquels nous avons principalement travaillé sur le manque d'amour de soi et le problème de parasitage à la fois physique et psychique. Au bout des neuf mois, Myriam avait récupéré son poids de forme et sa vitalité. Son anémie était complètement résolue sans prendre aucun supplément. Nous avons donc compris que la carence en fer qui bloquait la perte de poids de Myriam était en réalité le reflet d'un manque d'amour de soi non conscient. Pour vous donner une image, l'anémie et le surpoids étaient la partie émergée de l'iceberg alors que la souffrance liée au manque d'amour de soi était la partie submergée.

EXERCICES PRATIQUES

Je vous propose ici trois exercices qui, pratiqués de façon régulière, ont montré une efficacité redoutable pour rétablir l'amour de soi et permettre une perte de poids durable :

1. Identifier vos sources de souffrance Vos kilos en trop sont une défense inconsciente de votre organisme, ils cachent une souffrance. Posez-vous la question : quelle souffrance est cachée par mon surpoids ?

   Pour vous aider, voici une liste symbolique de facteurs liés directement à la prise de poids selon Serge Fitz :

   - La peur d'être abandonné : si vous avez des problèmes relationnels avec vos proches, une défense inconsciente contre cette peur d'être d'abandonné est de grossir pour rester visible, c'est une façon de garder sa place dans un environnement hostile.
   - Le regret d'un passé agréable et la peur de l'avenir : le problème dans ce cas est le manque d'engagement dans sa propre vie, c'est le repli sur soi et le grignotage avec ses conséquences négatives.
   - La peur de se sentir faible face à la vie : si vous vous sentez faible ou dominé, vos kilos en trop sont sûrement

une défense inconsciente comme le chat qui fait le gros dos quand il est en danger. Pour perdre du poids, vous devez regagner de l'importance à vos yeux.

- Un manque affectif, la peur de ne pas être aimé : c'est la raison la plus courante de la prise de poids. Ce manque affectif se traduit toujours en pratique par une dépendance au sucre. En période difficile ou dans les situations de frustration, le sucre devient le substitut de l'amour et de la tendresse.

- La peur de manquer : un des signes de la peur de manquer est la constipation qui montre souvent une tendance à retenir. La culpabilité : ce sentiment touche souvent les personnes qui ont fait de nombreux régimes avec aucun résultat correct au long cours. Ces régimes ont même été néfastes en générant des conflits intérieurs, du stress et de la culpabilité face aux écarts de régime.

Nous pouvons tirer comme conclusion que le surpoids est très souvent lié à la peur de souffrir, que celle-ci soit consciente ou inconsciente. Accepter et transformer sa souffrance permettent d'arrêter de se battre contre soi-même et donc d'arrêter l'auto-sabotage avec des régimes draconiens suivis de compulsions alimentaires.

2. Transformer votre souffrance en force
   L'outil que je vous propose de pratiquer maintenant s'appelle « l'inversion du désir ». L'efficacité de cet outil ne doit rien au hasard, c'est le résultat de nombreuses années de travail de deux psychothérapeutes américains, Phil Stutz et Barry Michels. Cet outil fait partie de « la Méthode Tools ». À contre-courant de la pensée positive, cette méthode réveille notre part d'ombre et fait de nos faiblesses, peurs ou souffrances des alliées qui vont nous aider à franchir les obstacles de la vie. Elle se compose de cinq outils d'une puissance surprenante lorsqu'ils sont pratiqués ré-

gulièrement. Le premier outil (l'inversion de désir) est à utiliser lorsque nous devons entreprendre une tâche qui nous coûte comme revoir son style de vie pour perdre du poids durablement. Le second (l'amour actif) sert à sortir de la colère. Le troisième (l'autorité intérieure) nous permet de prendre confiance en nous et le quatrième (le flux de gratitude) nous aide à cesser de brasser des idées noires. Le cinquième outil (la mise en danger) nous donne l'élan de volonté pour employer la méthode régulièrement. Cette méthode révolutionnaire entend donner à chacun le pouvoir de changer sa propre vie.

La pratique régulière de « L'INVERSION DU DÉSIR » va transformer vos peurs en courage et va vous permettre de ne plus aller chercher refuge dans la nourriture. Il va vous faire rencontrer votre force intérieure pour aller de l'avant. Si vous avez identifié une peur que vous pensez être liée à votre surpoids, utilisez-la pour cet exercice. Si vous n'avez pas identifié de peur précise, utilisez la peur de souffrir. Le sucre, les biscuits, les gâteaux, les sodas nous apportent un bien-être immédiat qui donne la possibilité d'éviter nos peurs. Lorsque nous nous « gâtons » avec des sucreries ou pâtisseries, nous nous réfugions dans notre zone de confort, de façon inconsciente nous fuyons nos peurs et donc nous nous fuyons nous-même. Ces refuges finissent par se transformer en dépendance. Et nous rentrons dans le cercle vicieux du combat contre nous-même avec les régimes à répétition et la volonté de maigrir vite sans respecter son corps et sa santé. L'outil que nous allons pratiquer maintenant nous fait sortir de ce cercle vicieux et rentrer dans l'action positive.

Voici comment faire :

1. Focalisez-vous sur la souffrance que vous cherchez à éviter,

voyez-la apparaître devant vous sous la forme d'un nuage. Criez intérieurement « Vas-y, frappe ! » pour réclamer la souffrance. Vous la voulez parce qu'elle possède une grande valeur, elle vous permet d'avancer et d'accéder à la Force dont vous avez besoin pour réussir votre chemin vers votre poids de forme.

2. Criez intérieurement « J'aime la souffrance ! » tout en continuant d'avancer dans le nuage. Avancez jusqu'à ce que la souffrance ne fasse plus qu'un avec vous.

3. Sentez le nuage vous expulser et se refermer derrière vous. Dites intérieurement « La souffrance me libère ! » En quittant le nuage, sentez que vous vous transformez en pure lumière, et que vous avancez avec détermination.

Vous pouvez mémoriser chaque étape au moyen de la phrase qui s'y rapporte :

1. Vas-y, frappe !

2. J'aime la souffrance !

3. La souffrance me libère !

Si l'idée de désirer la souffrance ou la peur vous paraît difficile, souvenez-vous de deux choses importantes : tout d'abord, vous ne désirez pas la souffrance elle-même, mais seulement l'émotion et le ressenti de cette souffrance, ensuite, la pratique de « l'inversion du désir » vous permettra de réaliser que la façon dont on ressent la souffrance dépend de la façon dont on y réagit. Si vous allez vers elle, elle s'amenuise d'où l'importance de la désirer, car c'est pour la réduire ! Et ainsi, vous maîtriserez votre peur de souffrir ! Vous faites de la souffrance une force et une alliée.

Quand devez-vous utiliser l'inversion du désir ?
Utilisez l'inversion du désir quand vous sentez que vous êtes sur le point de craquer pour des aliments qui vous font grossir, vos aliments refuges. Ces aliments dont vous êtes dépendant sont

en réalité des refuges pour fuir la souffrance, ces aliments sont votre zone de confort. Si vous utilisez l'outil de façon journalière, vous allez vous libérer de ces besoins alimentaires qui cachent vos émotions.

CHAPITRE 4 : LES CARENCES EN VITAMINES, GARDIENNES DE L'IMAGE DE SOI

PRISE DE POIDS LIÉE À UNE CARENCE EN VITAMINES

NOUS LE SAVONS toutes les vitamines ont une fonction vitale et doivent pour la plupart être apportées par notre alimentation. On les trouve plus particulièrement dans les fruits et les légumes, deux grandes classes d'aliments oubliées ou dénaturées de nos jours et primordiales pour perdre du poids et se maintenir en bonne santé.

Certaines vitamines sont à évaluer de façon régulière, car leur déficit dans l'alimentation entraîne souvent fatigue et prise de poids. Par ordre d'importance dans la perte de poids, j'ai classé la vitamine D à la première place, puis les carences en vitamines du groupe B, dont la vitamine B8, en seconde position. Arrivent en troisième place la vitamine C et finalement la vitamine E. Ces vitamines sont malheureusement souvent déficitaires chez les personnes en surpoids. Les tests qui suivent vous donnent les outils pour déceler une carence et pour y remédier de façon saine et complètement naturelle, favorisant ainsi une perte de poids en accord avec votre corps.

J'ai pu constater une relation triangulaire entre une mauvaise image de soi, une prise de poids et des carences en vitamines. En effet, nous avons vu qu'une carence en certaines vitamines était directement reliée à une prise de poids, mais de nombreux patients rapportaient également des problèmes de peau et de phanères dont cheveux ternes et grisonnants, peau sèche ou même tendance à l'eczéma, ongles cassants ainsi que des troubles de l'humeur avec tristesse, irritabilité, anxiété et tendance à se culpabiliser. Les carences en vitamines ont donc pour effet de ternir l'image que nous avons de nous-même en générant surpoids et problèmes de peau. La pratique m'a montré que combler les déficits en vitamines était bien évidemment nécessaire à la perte de poids, mais ce n'était pas suffisant, c'est pourquoi j'ai introduit en parallèle un travail sur l'image de soi. Ce dernier permet de rétablir une énergie mentale positive et améliore considérablement le chemin vers votre poids de forme.

IDENTIFIEZ VOS CARENCES EN VITAMINES

LA VITAMINE D

Pour chaque symptôme que vous vivez de façon régulière, notez 1 point.

Symptômes	Points
Arthrite ou ostéoporose	
Mal de dos	
Plus de 4 caries	
Perte de cheveux	
Tendance aux crampes musculaires	
Douleurs articulaires ou raideur	
Os fragiles	
TOTAL VITAMINE D	

Résultat du test sur la vitamine D : si vous avez plus de 3 points, augmentez le nombre d'aliments riches en vitamine D dans votre alimentation ou, si vous le pouvez, exposez-vous plus au soleil. Recommandation quotidienne : 5 à 10 microgrammes par jour. Rôle de la vitamine D dans la perte de poids : les dernières études montrent que les personnes déficientes en vitamine D ont un risque d'obésité accru et que la prise de vitamine D contribue à la perte de masse grasse au niveau de la taille. Notre organisme se procure la vitamine D par l'alimentation et par l'exposition au soleil.

Aliments riches en vitamine D (en microgrammes pour 100 g) :

Huile de foie de morue	250 à 750
Sardines	36
Thon	25
Saumon	5
Œuf (jaune)	2 à 12
lait de vache	2
Beurre	2

La carence en vitamine D est très courante en France mais elle doit être vérifiée par une prise de sang car une trop grande consommation de vitamine D peut être toxique.

LA BIOTINE OU VITAMINE B8 :

Pour chaque symptôme que vous vivez de façon régulière, notez 1 point.

Symptômes	Points
Peau sèche ou eczéma	
Cheveux ternes	
Cheveux grisonnants prématurément	
Douleur ou fatigue musculaire	
Nausées	
Fringales pour les aliments sucrés	
Tendance aux hypoglycémie ou au diabète	
TOTAL BIOTINE	

Résultat du test sur la Biotine : si vous avez plus de 3 points, une supplémentation en Biotine est recommandée.
Dose thérapeutique selon Julia Ross : 3000 microgrammes par jour en 3 prises, soit 1000 microgrammes matin, midi et soir.
Rôle de la biotine dans l'amaigrissement : la biotine permet d'éliminer les fringales d'aliments sucrés, elle joue également un rôle important sur la bonne santé de la peau et des cheveux. La biotine est fabriquée en partie par les bactéries de notre flore intestinale. Si celle-ci a été dégradée par une alimentation déséquilibrée, la prise de médicaments ou un mode de vie stressant, des carences en biotine peuvent apparaître vous entraînant dans « le cercle vicieux des fringales pour le sucré ».

Aliments riches en biotine (en microgrammes pour 100 g) :

Levure de bière	200	Noix	37
Foie de mouton biologique	127	Orge complet	31
Foie de veau biologique	96	Farine d'avoine	24
Farine de soja	70	Sardines en conserve	24
Fèves de soja	61	Œuf entier	22
Son de riz	60	Amendes	18
Jaune d'œufs	52	Chou-fleur	17

Les micronutriments complémentaires : la biotine fonctionne avec les autres vitamines du groupe B, le magnésium et le manganèse. Les aliments qui volent la biotine : le blanc d'œuf cru contient de l'avidine qui bloque la biodisponibilité de la biotine, les aliments frits.

Précautions : si vous êtes diabétique et que vous prenez de la biotine, il est impératif d'en parler à votre médecin afin d'ajuster votre traitement.

LA VITAMINE B1 (THIAMINE) :

Pour chaque symptôme que vous vivez de façon régulière, notez 1 point.

Symptômes	Points
Fatigue musculaire	
Douleurs au niveau des yeux	
Irritabilité	
Manque de concentration	
Fourmillement dans les jambes	
Baisse de mémoire	
Douleurs d'estomac	
Constipation	
Fourmillement dans les mains	
Palpitations, sensation de battements de cœur rapides	
TOTAL VITAMINE B1	

Résultat du test sur la vitamine B1 : si vous avez plus de 6 points, une supplémentation en vitamine B1 est recommandée. Recommandation thérapeutique : 100 mg par jour à prendre au dîner.

Fonction de la vitamine B1 dans la perte de poids : la vitamine B1 permet l'assimilation des glucides et la régulation du sucre sanguin, elle est cruciale dans la protection contre le stress, c'est la vitamine du système nerveux. Les réserves en vitamine B1 sont épuisées par une alimentation riche en sucre ou en caféine.

Aliments riches en vitamine B1 (en milligrammes pour 100 g) :

Levure de bière	15	Pistaches	1
Germe de blé	2	Blé noir ou sarrasin	0,6
Graines de tourne-sol	2	Farine d'avoine complète	0,6
Fève de soja sèches	1	Farine de blé complet	0,5
Noix du Brésil	1	Noisettes	0,5
Millet	1	Riz complet	0,4
Son de blé	1	Noix de cajou	0,4

Les micronutriments complémentaires : les autres vitamines du groupe B (principalement la vitamine B6) et le magnésium. Les aliments « voleurs » de vitamine B1 : le sucre, les farines blanches et tous les glucides raffinés (riz blanc, pâtes blanches, couscous etc.), les poissons crus, le thé et le café, l'alcool.

Précautions : ne pas dépasser 300 mg par jour, en doses de 100 mg (Julia Ross).

LA VITAMINE C (ACIDE ASCORBIQUE) :

Pour chaque symptôme que vous vivez de façon régulière, notez 1 point.

SYMPTÔMES ACTUELS	Points
Rhumes fréquents	
Manque d'énergie	
Infections fréquentes	
Gencives sensibles ou qui saignent	
Peau qui fait facilement des bleus	
Saignements du nez	
Cicatrisation lente	
Tendance à l'acné	
TOTAL VITAMINE C	

Résultat du test sur la vitamine C : si votre total de points est égal ou supérieur à 3, une supplémentation en vitamine C est recommandée.

Recommandation thérapeutique : 250 à 3000 mg par jour. Les Apports Journaliers Recommandés en France sont de 110 mg de 20 à 60 ans. Certains groupes de personnes, comme les fumeurs, ont des besoins accrus en vitamine C. Certains scientifiques, comme Linus Pauling (prix Nobel de chimie en 1954), considèrent que les apports nutritionnels recommandés devraient être d'au moins 6000 mg, voire 18 000 mg.

Rôle de la vitamine C dans l'amaigrissement : Si vos besoins en vitamine C ne sont pas satisfaits, l'organisme le signalera par une faim insatiable, d'où la prise de poids. De plus la vitamine C contribue à la production de noradrénaline, hormone responsable de chasser les graisses des cellules. Un déficit en vitamine C risque donc t'entraîner une accumulation de graisse qui ne pourra pas être éliminée par manque de noradrénaline.

Fonctions et usages thérapeutiques :

- La vitamine C est un puissant antioxydant, ce qui lui confère un rôle protecteur contre le cancer de l'œsophage, de l'estomac et du pancréas, mais aussi contre les allergies et l'asthme.
- Protège contre les complications du diabète.
- Protège de l'intoxication au plomb.
- Aide à défendre l'organisme contre les infections en activant la formation des anticorps.
- Associée à la proline, elle aide à la formation de collagène, ce qui lui confère un effet protecteur contre l'arthrose et les maladies cardiovasculaires.

Aliments riches en vitamine C (en milligrammes pour 100 g) :

Acerola	1300
Goyave	250
Poivron rouge	204
Persil	172
Poivron vert	128
Brocoli	113
Choux de Bruxelles	102
Cassis	79
Chou-fleur	78
Kaki	66
Fraises	59
Papaye	56
Épinards	51
Oranges	50
Citron	46
Mandarines	40
Pamplemousses	38
Mangue	35
Asperges	33
Melon	33

Les micronutriments complémentaires : la vitamine C augmente la biodisponibilité de la vitamine A, du chrome et du sélénium mais diminue l'absorption gastro-intestinale du cuivre.

Les « voleurs » de vitamine C : l'alcool, le sucre blanc, les aliments frits mais aussi le stress, la pollution et la cigarette. Interactions : il faudra éviter de prendre de la vitamine C avec du fer ou du cuivre car cela crée une réaction (réaction de fenton) qui transforme la vitamine C en radicaux libres extrêmement agressifs. L'association au sein d'un même complément alimentaire de vitamine C et de fer ou de cuivre est donc très dangereuse pour la santé.

Précautions : la vitamine C est non toxique, aux doses usuellement absorbées pour un individu en bonne santé. Les seuls effets secondaires sont la diarrhée bénigne et une action diurétique. Celles-ci surviennent lorsqu'elle est consommée trop rapidement et en trop grande quantité. L'organisme ne pouvant la stocker, il en élimine ainsi l'excès. De plus, des études cliniques montrent que la consommation de vitamine C n'augmente pas et même réduit, l'incidence de calculs rénaux.

Quelle vitamine C choisir ? Il sera préférable de prendre une vitamine C d'origine naturelle car moins acidifiante. Les vitamines C non-acides à base d'ascorbate de calcium contiennent 30 % de calcium et risquent de créer un surdosage en ce minéral lorsqu'elles sont prises à forte dose, il faut donc prendre en compte l'apport en calcium des vitamines C non-acides.

LA VITAMINE E :

Pour chaque symptôme que vous vivez de façon régulière, notez 1 point.

SYMPTÔMES ACTUELS	Points
Manque de libido	
« Coup de barre » après un effort physique même faible	
Peau qui fait facilement des bleus	
Cicatrisation lente	
Varices	
Peau peu élastique	
Faiblesse musculaire	
Stérilité	
TOTAL VITAMINE E	

Résultat du test sur la vitamine E : si votre « total vitamine E » est supérieur ou égal à 3 points, une supplémentation en vitamine E est recommandée

Dosage : Apports Nutritionnels Recommandés : 22,5 UI (15 mg) par jour.
Dosage thérapeutique : 100 à 400 ui par jour.

Rôle dans la perte de poids : une carence en vitamine E augmenterait le risque de maladie grave du foie chez les personnes obèses et les diabétiques.

Aliments riches en vitamine E (en milligrammes pour 100 g) :

Germe de blé	238	Châtaignes	7
Huile de germe de blé	149	Persil, petits pois	4 à 5
Huile de colza	46	Farine complète	3,2
Noix, Noisette	22	Cacao	3
Amande	15	Avoine en grains	3
Huile d'olive	9	Noix de coco	3
Soja en grains	8,5	Haricots verts, Avocats	2

Les micronutriments complémentaires : la vitamine C et le sélénium.
Les « voleurs » de vitamine E : la cuisson à température élevée telle que la friture. La pollution et la pilule contraceptive.
Précautions : choisissez toujours une vitamine E d'origine naturelle. La prise régulière de doses supérieures à 1000 mg est déconseillée.

LES VITAMINES DU GROUPE B

Pour chaque symptôme que vous vivez de façon régulière, notez 1 point.

▶ **VITAMINE B2**

Yeux larmoyants, rouges ou irrités	
Sensibilité à la lumière	
Bouche ou langue irritée	
Cataracte	
Tendance aux cheveux gras ou ternes	
Tendance à l'eczéma	
Ongles fragiles, cassants ou dédoublés	
Lèvres qui gercent facilement	

▶ **VITAMINE B3**

Manque d'énergie	
Diarrhée	
Insomnies	
Migraines ou maux de tête	
Baisse de mémoire	
Anxiété	
Tendance aux idées noires, dépression	
Irritabilité	
Gencives sensibles ou qui saignent	
Acné	

► **VITAMINE B5**

Tremblements	
Crampes musculaires	
Sentiment d'indifférence	
Manque de concentration	
Pieds et chevilles raides	
Nausées ou vomissements	
Manque d'énergie	
« Coup de barre » après un effort physique même faible	
Anxiété	
Grincement des dents (bruxisme)	

► **VITAMINE B6**

Pas de souvenir de ses rêves	
Rétention d'eau	
Engourdissements, picotements dans les mains	
Tendance aux idées noires, dépression	
Irritabilité	
Tremblements ou crampes musculaires	
Manque d'énergie	

► **ACIDE FOLIQUE (VITAMINE B9)**

Eczéma	
Lèvres gercées	
Cheveux grisonnants prématurément	
Baisse de mémoire	
Manque d'énergie	
Tendance aux idées noires, dépression	
Manque d'appétit	
Douleurs d'estomac	

▶ **VITAMINE B12**

Cheveux ternes	
Eczéma	
Sensibilité dentaire au chaud ou au froid	
Irritabilité	
Anxiété	
Manque d'énergie	
Constipation	
Faiblesse musculaire	
Peau pâle, teint blanc	

Résultat du test sur les vitamines du groupe B :

- Comptabilisez le nombre total de points pour toutes les vitamines citées. Votre total de points est inférieur à 20 points, votre apport en vitamines du groupe B est parfait, ne changez rien.

- Entre 20 et 30 points, attention à bien gérer votre stress, et à remplacer les aliments « voleurs » de vitamines par des « super-aliments » donneurs de nutriments (voir liste en fin de livre).

- Plus de 30 points : vous êtes carencée en vitamine du groupe B et ceci risque de fortement pénaliser votre perte de poids et votre résistance au stress, une supplémentation est recommandée.

Besoins quotidiens :

Vitamines	Hommes	Femmes	Personnes âgées	Sportifs
B2	1,6 mg	1,5 mg	1,6 mg	25 à 50 mg
B3	18 mg	15 mg	18 mg	25 à 50 mg
B5	10 mg	10 mg	10 mg	25 à 50 mg
B6	2 mg	2 mg	3 mg	25 à 50 mg
B9	200 à 400 microgrammes	200 à 400 microgrammes	400 à 800 microgrammes	
B12	3 microgrammes	3 microgrammes	4 microgrammes	

Toutes les vitamines du groupe B sont mieux absorbées lorsqu'elles sont prises pendant les repas. Si vous devez prendre une supplémentation en vitamines B, il est préférable de prendre un complexe contenant toutes les vitamines de ce groupe car ces dernières travaillent en synergie.

Rôle des vitamines du groupe B dans la perte de poids : Les vitamines du groupe B ont un véritable effet anti-fringale car elles sont indispensables pour fabriquer les neuromédiateurs dopamine et sérotonine, responsables de notre sentiment de bien-être. On a moins envie de grignoter ou de manger du sucre. De plus, les vitamines B6 et B9 contribuent au fonctionnement de la thyroïde, indispensable pour perdre du poids.

Aliments riches en vitamines du groupe B :

VITAMINE B2	VITAMINE B6
Levure de bière, soja, foie de veau ou de bœuf, germe de blé, concombre, céréales complètes, œufs, laitages, lentilles, noisettes.	Thon, saumon, bananes, pomme de terre, poulet, riz complet, lentilles, céréales complètes, avocats, quinoa, chou, noix, viande, flocon d'avoine.
VITAMINE B3	**VITAMINE B9**
Levure de bière, lapin, thon, maquereau, saumon, poulet, veau, champignons, céréales complètes, poires, pain complet, petits pois frais, lentilles, riz complet, pommes.	Épinards, asperges, laitues, céréales complètes, noix, flocons d'avoine, brocoli, choux de Bruxelles.
VITAMINE B5	**VITAMINE B12**
Levure de bière, foie de bœuf, œufs, champignons, bœuf, poulet, flocons d'avoine.	Foie de bœuf, foie de mouton, hareng, thon, saumon, bœuf, jaune d'œuf, crevettes.

Les aliments « voleurs » de vitamines B : le sucre, les farines blanches et tous les glucides raffinés (riz blanc, pâtes blanches, couscous etc.), les jus de fruit, les poissons crus, le thé et le café. Précaution : ne pas dépasser 100 mg par jour de vitamine B6.

PERTE DE POIDS ET IMAGE DE SOI

L'image de soi est une représentation mentale que l'on se fait de notre physique et de nos capacités. Cette idée que nous avons de nous-même n'est évidemment pas toujours fidèle à la réalité car elle est avant tout une construction de notre cerveau. Nous élaborons cette image de nous-même tout au long de notre vie en fonction des critères de beauté de notre époque et des injonctions positives ou négatives que nous avons reçues. L'image de soi est donc une pure illusion produite par la rencontre de nos conditionnements intérieurs avec l'idéal esthétique du moment. Pure illusion certes, mais fondement de l'estime que nous nous portons, l'image de soi négative est un véritable verrou à la perte de poids.

Pour savoir si vous avez une bonne image de vous-même, il vous faudra répondre à une seule question : « Est-ce que j'aime me regarder en photographie ou dans un miroir ? » Sans être narcissique, si vous êtes à l'aise lorsque l'on vous prend en photographie et si vous regardez dans un miroir vous donne le sourire, passez directement au chapitre suivant car vous avez une bonne image de vous-même, elle ne peut donc pas être un frein à votre perte de poids.

Si vous avez répondu « non » à la question précédente, vous avez construit une image de vous-même porteuse de blocages émotionnels et de mauvaise estime. Cette image négative et qui plus est, je peux l'affirmer, erronée de vous-même, risque fort de vous entraîner dans un cercle vicieux de laisser-aller que je nomme « L'à quoi bon : à quoi bon me maquiller et m'habiller en beauté, à quoi bon faire attention à ma ligne, à quoi bon prendre soin de moi !!! »

Cette image de soi falsifiée par notre vécu introduit en nous une croyance limitante : « Je ne suis pas capable de réussir à perdre du poids. Je ne peux pas y arriver, malgré mes efforts ». Pour sortir de cette certitude, je vous propose trois exercices qui ont fait leur preuve.

EXERCICES PRATIQUES

Exercice du miroir

Cet exercice est très simple et très efficace, il permet de désactiver les systèmes de croyances limitantes appelées aussi « _drivers_ ». La notion de _driver_ a été proposée par Taibi Kahler à la suite de l'analyse transactionnelle émise par Éric Berne. Ce psychologue clinicien des années soixante-dix a eu l'intuition que nos comportements et croyances étaient construits à partir des messages répétés de notre environnement pendant notre petite enfance. Système d'adaptation efficace pendant l'enfance, ces drivers deviennent la base de nos comportements adultes et sont souvent un message contraignant car ils représentent un idéal inaccessible. Cinq _drivers_ ont été identifiés comme perturbateurs à l'âge adulte :

« Sois parfait(e) »

« Fais plaisir »

« Fais des efforts »

« Sois fort(e) »

« Dépêche-toi »

L'exercice du miroir va permettre de débloquer le premier driver en relation avec une mauvaise image de soi : « Sois parfait(e) » Madame « Sois parfaite » enfant recherche la reconnaissance de ses parents et ne l'obtient pas comme elle le souhaite, elle reçoit toujours un « tu aurais pu mieux faire » en retour de ses actions ou de ce qu'elle considérait comme des réussites. Elle intègre comme croyance de base qu'on ne l'apprécie que lorsque ce qu'elle fait est parfait. « Sois parfaite » adulte ne laisse rien au hasard et essaiera d'être une mère parfaite, une épouse parfaite, une fille parfaite, une professionnelle parfaite, et d'avoir une maison parfaite, des vacances parfaites, des amies parfaites, un corps parfait... « Sois parfaite » va donc développer une anxiété et un stress chronique associés à un comportement exigeant et critique envers elle-même et envers les autres, car rien n'est jamais parfait. Le comportement automatique de « sois parfaite » est donc orienté vers un objectif inatteignable qui va bloquer toutes ses possibilités de réussite dans la perte de poids. Fort heureusement, à chaque driver correspond un antidote sous forme de permission. Eric Berne disait d'ailleurs que le principal travail du thérapeute consistait à donner des permissions : permission d'être heureux, de penser par soi-même, d'exister, de réussir... Pour vous libérer de la contrainte « sois parfait(e) », donnez-vous les permissions suivantes : « Je m'aime et je m'accepte comme je suis, avec mes qualités et mes imperfections. Je peux être aimée des autres même si je ne suis pas parfaite. »

En pratique :

Regardez-vous dans un miroir et donnez vous la permission d'aimer tout ce que vous voyez, vous pouvez utiliser l'affirmation « je m'aime et je m'accepte telle que je suis ». Respirez profondément et regardez-vous. Avez-vous le sourire, vous sentez-vous heureux ou heureuse, avez vous plaisir à vous regarder ou non ? Vous sentez-vous coupable de vous être laisser aller ? Ressentez-vous de la tristesse ou de la colère ? Laissez venir à vous les pensées, les émotions et les sensations corporelles sans les juger. Si vous n'avez pas de miroir, fermez les yeux et représentez vous mentalement.

Respirez profondément, laissez les émotions, les sensations corporelles et les pensées venir à vous librement sans les juger et écrivez-les dans un cahier. Pratiquez tous les jours à l'heure qui vous convient pendant 21 jours.

Exercice de la méditation réparatrice

Sur les cinq _drivers_ cités ultérieurement, après « sois parfait(e) » j'ai eu l'habitude de retrouver un second driver dans les problèmes de poids en relation avec une mauvaise image de soi : « Fais des efforts ».

Madame « Fais des efforts » a la conviction qu'elle échouera malgré toute sa bonne volonté. De toute façon elle a déjà essayé tous les régimes, les soins esthétiques, l'accompagnement par une diététicienne ou un médecin, avec elle rien ne marche. Et paradoxalement, Madame « Fais des efforts » continue à mettre de l'énergie pour maigrir, elle persévère dans les efforts et n'atteint jamais son but. Enfant, Madame « Fais des efforts » a sûrement pris très au sérieux les paroles de ses proches qui se plaignaient des difficultés de la vie, « il faut travailler dur pour y arriver, rien ne tombe du ciel ». Elle a donc intégré très jeune le caractère laborieux de la vie et va programmer son subconscient avec une croyance limitante « je ne peux pas y arriver, malgré mes efforts ». Cette conviction de Madame « Fais des efforts » est inscrite profondément dans son subconscient car elle l'a intégrée pendant son enfance comme système de défense face à la vie et ses aléas. La face positive de ce système de croyances donnera à Madame « Fais des efforts » énormément de persévérance, mais l'entraînera dans une lutte continuelle contre elle-même avec des régimes sans fin et aucun résultat durable. Pour sortir de ces difficultés, l'antidote est simple, se donner la permission d'agir et de réussir. Plus exactement, l'antidote consiste à libérer votre enfant intérieur des croyances contraignantes qu'il a assimilées comme des vérités. Il est maintenant admis que vit à l'intérieur de notre corps d'adulte un petit enfant, à la fois souvenir de notre enfance mais aussi image de notre puissance. Cet enfant présent en chacun de nous guide nos pas d'adulte. S'il a reçu ou a la sensation d'avoir reçu protection et reconnaissance de la part de ses parents, notre enfant intérieur va bien et toute notre personnalité se porte comme un charme. Par contre, si notre enfant intérieur a dû s'adapter aux besoins des adultes de façon trop précoce ou inadaptée, s'il s'est senti brimé, abandonné ou réduit au silence par l'adulte que nous sommes. Notre vie d'adulte sera empoisonnée par des échecs permanents et la sensation d'avoir perdu notre puissance. Pour Carl Gustav Jung l'image de l'enfant « représente la poussée la plus forte et la plus inévitable de l'être, celle qui consiste à se réaliser soi-même » et pour le psychologue américain John Bradshaw « cet enfant d'autrefois, blessé et négligé, est en grande partie à l'origine de la misère humaine. Tant que nous n'aurons pas apprivoisé cet enfant et résolument pris sa défense, il continuera à se manifester et d'empoisonner notre vie d'adulte. »

L'exercice qui suit va vous permettre de contacter votre enfant intérieur et de lui donner la permission d'agir et de réussir ainsi que la protection d'un parent imaginaire bienveillant.

Les principales étapes que nous vous proposons peuvent être pratiquées seul, chez soi, mais ne remplacent en aucun cas un travail effectué avec un thérapeute.

Étape 1

Installez-vous confortablement dans un chaise ou allongez-vous et assurez-vous de disposer d'un endroit calme où vous ne serez pas dérangé(e) pendant au moins 30 minutes.

Étape 2

Choisissez un parent virtuel bienveillant qui donnera à votre enfant intérieur la protection et les permissions dont il a besoin. Choisissez une personne imaginaire ou réelle mais éloignée de vous afin de ne pas faire de projection, ce peut être un acteur ou une actrice ou bien une figure emblématique, ce parent n'existe pas dans votre vie mais son image véhicule pour vous l'idéal maternel ou paternel.

Étape 3

Retrouvez des photos de vous quand vous étiez bébé ou tout jeune enfant ou fermez les yeux et laissez venir à vous une image de vous quand vous étiez enfant.

Étape 4

Les yeux fermés, posez vos deux mains sur votre plexus solaire, et concentrez vous sur votre respiration libre et naturelle. À chaque respiration, sentez tout votre corps complètement détendu. Vous sentez vos paupières lourdes, votre mâchoire se détend, vous sentez une paix profonde vous envahir. Imaginez un paysage calme et agréable, ce peut être un bord de mer, un champ de fleurs, une clairière, le bord ombragé d'une rivière... Puis laissez venir à vous l'image de vous-même quand vous étiez une très jeune enfant. Regardez-vous avec bienveillance et continuez à respirer tranquillement. Visualisez votre parent idéal prendre l'enfant dans ses bras et lui dire qu'il l'aime et qu'il vient lui rendre la permission d'agir, de réussir et toutes les permissions qui lui permettent de se sentir bien : permission de vivre, d'être soi-même, d'oser être et faire ce qu'il aime, d'être joyeux et heureux. Regardez l'enfant et son parent, l'un à côté de l'autre, dans votre paysage. Voyez l'enfant retrouver sa joie de vivre et sa spontanéité. Il ne manquera plus d'amour ni de protection pour oser passer à l'action et réussir.

Étape 5

Laissez disparaître cette image et revenez au moment présent, étirez-vous, baillez et ouvrez les yeux. Faites cet exercice deux fois par jour, le matin pour démarrer la journée et le soir avant de vous coucher pendant 21 jours. Cela vous donnera un sentiment de puissance et une très belle énergie pour commencer le chemin vous menant vers votre poids de forme. Vous pouvez utiliser cet exercice pour désactiver les autres croyances limitantes, dont principalement « sois fort(e) ». Une personne « sois forte » a appris à intérioriser toutes ses émotions, et s'est « blindée » y compris physiquement pour que personne ne puisse l'atteindre.

Voici un récapitulatif des 5 permissions antidotes :

Croyance limitante	Permission antidote
Sois parfaite	Accepte-toi comme tu es, avec tes qualités et tes imperfections.
Fais plaisir	Écoute tes besoins. Ose dire « non », t'affirmer et poser tes limites. Fais-toi plaisir.
Fais des efforts	Agis, passe à l'action, expérimente. C'est ok de réussir.
Sois forte	Lâche le contrôle, exprime tes émotions.
Dépêche-toi	Structure ton temps.

CHAPITRE 5 : LES OMÉGA 3

UNE CARENCE FACILE À IDENTIFIER

Je ne propose pas de questionnaire car il est très facile de repérer les carences en oméga 3. En effet, pour avoir de bonnes réserves en oméga 3, il faut manger deux fois par semaine un poisson gras (thon, saumon, hareng, anchois, maquereau, sardine). Si vous consommez nettement moins de poissons ou de fruits de mer, vous êtes forcément déficient en oméga 3 DHA et EPA. En effet, l'oméga-3 présent dans les huiles de noix, colza, soja (acide alpha-linolénique-AAL), n'est que très partiellement transformé en DHA et EPA. Il est donc important de mettre plus souvent du poisson dans votre assiette.

RÔLE DES OMÉGA 3 DANS LA PERTE DE POIDS

LES ACIDES GRAS OMÉGA 3 favorisent la lipolyse, c'est-à-dire qu'ils brûlent les graisses pour fournir de l'énergie, un atout majeur pour perdre la masse grasse.

Des chercheurs australiens ont récemment mis en évidence que les personnes qui prenaient des oméga 3 maigrissaient plus facilement et plus vite que les autres. Ces chercheurs ont également montré qu'il fallait intégrer la supplémentation en oméga 3 dans son alimentation un mois avant de commencer un régime. Bien se préparer avant un régime est le gage de succès à long terme.

Besoins en oméga 3 :
Les apports journaliers recommandés en oméga 3 sont de 2 grammes par jour, alors que la consommation moyenne est comprise entre 0,1 et 0,2 grammes par jour.

LE VRAI INDICATEUR DE POIDS, LE RAPPORT OMÉGA 6/OMÉGA 3

Ce rapport dans l'alimentation occidentale est de 10/1 à 30/1, tandis qu'il devrait idéalement se situer entre 1/1 et 4/11. Cet excès d'oméga 6 nuit à l'utilisation optimale des oméga 3 par l'organisme. Chez l'animal, un excès d'oméga 6 par rapport aux oméga 3 dans l'alimentation a un effet néfaste sur le poids avec une forte prévalence de l'obésité, qui, de plus, semble se transmettre de génération en génération. Chez l'être humain, une plus grande consommation d'oméga 3 et un meilleur rapport oméga 6/oméga 3 pendant la grossesse sont corrélés à une moindre prévalence de l'obésité chez les enfants.

Les oméga 6, à éviter :

- La plupart des produits industriels
- Les huiles de tournesol, d'arachide, de pépin de raisin, de maïs, de carthame, de bourrache, d'onagre, de palme...
- La margarine de tournesol et les graines de tournesol
- Les viandes

En pratique, pour limiter vos apports en oméga 6, évitez les produits industriels et privilégiez les préparations maison. Remplacez vos huiles de tournesol et d'arachide par de l'huile de colza et de l'huile d'olive considérées comme neutres.

Faut-il prendre une supplémentation en oméga 3 ?
En premier lieu il est plus sage de modifier son alimentation, ceci permet d'intégrer des habitudes durables et évite le risque de surdosage lié à une complémentation. En effet, bien que l'apport en oméga 3 soit nettement insuffisant dans les sociétés industrialisées, il a été prouvé que l'excès d'oméga 3 peut provoquer des problèmes de coagulation avec des possibilités d'hémorragie et une baisse des réponses immunitaires et inflammatoires (car ils sont anti-inflammatoires). Si vous décidez de prendre des compléments alimentaire, choisissez une marque qui certifie l'absence de métaux lourds dans ses produits.

Les bons aliments pour faire le plein d'oméga 3 :

- Huile de lin
  - Quantité journalière recommandée : une cuillère à soupe
  - Précautions : ne pas faire chauffer l'huile de lin et ne pas l'utiliser si une odeur désagréable s'en dégage.

- Graines de lin broyées
  - Quantité journalière recommandée : une cuillère à soupe

- Graine de chia
  - Quantité journalière recommandée : une cuillère à café

- Huile de colza ou canola
  - Quantité journalière recommandée : une cuillère à café

- Huile de chanvre
  - Quantité journalière recommandée : une cuillère à café
  - Précautions : l'huile de chanvre n'est pas destinée à la cuisson.

- Noix, amande
  - Quantité journalière recommandée : 6 à 10 noix ou amandes
  - Précautions : risque d'allergie.

- Graines de courge
  - Quantité journalière recommandée : une petite poignée
- Maquereau
  - Quantité journalière recommandée : 50 grammes
- Saumon
  - Quantité journalière recommandée : 65 grammes
- Hareng
  - Quantité journalière recommandée : 80 grammes
- Thon
  - Quantité journalière recommandée : 130 grammes
- Sardines
  - Quantité journalière recommandée : 130 grammes
- Crevettes
  - Quantité journalière recommandée : 150 grammes
  - Précautions : à consommer avec modération si vous avez un taux de cholestérol élevé. Pour les personnes souffrant d'hypertension, il est préférable de choisir des crevettes fraîches, non cuites. Attention aux allergies.
- Mâche
  - Quantité journalière recommandée : 300 grammes
  - Précautions : bien rincer la mâche sous l'eau froide.
- Œufs enrichis en oméga 3
  - Quantité journalière recommandée : trois œufs par semaine
  - Précautions : Ces œufs sont naturels, des graines de lin sont ajoutées aux rations alimentaires des poules. Attention aux allergies.
- Spiruline
  - Quantité journalière recommandée : 20 grammes

Quel poisson consommer ?

- Poissons à éviter (pollués en PCB, dioxines)

- Anguille, barbeau, brème, carpe, silure, le poisson-chat importé.

- Poissons à éviter (pollués en méthylmercure)
  - Espadon, bar, flétan,raie, lotte, thon (poissons préda-teurs sauvages), dorade, merlu

- Poissons gras riches en oméga-3 à consommer 1 à 2 fois par semaine
  - Saumon, sardine, hareng, anchois, maquereau

- Poissons maigres à consommer 1 à 2 fois par semaine
  - Colin, cabillaud, merlan, sole, julienne, carrelet ou plie

- Poissons menacés par la surpêche
  - Esturgeon (caviar), morue de l'Atlantique, Plie, sole et flétan d'Atlantique, thon rouge, merlu, saumon de l'at-lantique, espadon, raie, flétan

Poisson sauvage ou poisson d'élevage ? Les poissons d'éle-vage contiennent moins de mercure mais plus de PCB et de dioxines que les poissons sauvages. Une bonne alternative sera de choisir des poissons labellisés Bio. Ce sont des poissons d'éle-vage, nourris sans OGM, élevés dans des zones faiblement expo-sées aux risques de pollution, dans une eau de première qualité. Les teneurs en résidus de dioxine et en PCB sont contrôlées.

Attention aux poissons d'eau douce :
L'A.N.S.E.S (Agence nationale de sécurité sanitaire) recommande de limiter la consommation de poissons d'eau douce (poisson de rivière) à deux fois par mois pour la population générale, et à une fois tous les deux mois pour les personnes sensibles (femmes enceintes, jeunes enfants) car ce sont des poissons fortement ac-cumulateurs de toxines.

EN PRATIQUE, J'ÉQUILIBRE MON RAPPORT OMÉGA 6/OMÉGA 3 ET JE MAIGRIS

- Consommez jusqu'à deux portions par semaine de poissons gras et maigres issus de l'agriculture biologique (1 portion = 125 g)

- Alterner avec de la viande rouge (2 fois par semaine), de la viande blanche (3 fois par semaine), des œufs (3 fois par semaine).

- Instaurer 2 journées par semaine de menu végétarien.

- Consommez deux fois par semaine de la mâche (bien rincée), des jeunes pousses d'épinards ou de pourpier.

- Consommez une fois par jour l'équivalent d'une petite poignée d'oléagineux (noix, amandes, graines de courge)

- Remplacez vos huiles de tournesol et d'arachide par de l'huile de colza et de l'huile d'olive.

- Limitez les plats industriels et préférez les préparations maisons

- Buvez 1,5 litre d'eau par jour

UNE SEMAINE ÉQUILIBRÉE

	Petit Dé- jeu- ner	Déjeuner	Collation	Dîner
Lundi	(1)	Crudité Viande rouge Légumes	(2)	Soupe Filet de poulet Légumes
Mardi	(1)	Crudité Poisson Légumes Riz complet	(2)	salade Omelette Légumes
Mercredi	(1)	Crudité Plat végétarien	(2)	Crudité Plat végétarien
Jeudi	(1)	Crudité 2 œufs coque Légumes	(2)	Soupe Filet de poulet Légumes
Vendredi	(1)	Crudité 2 œufs coque Légumes	(2)	Crudité Viande rouge Légumes
Samedi	(1)	Crudité Plat végétarien	(2)	Crudité Plat végétarien
Di- manche	(1)	Crudité Poisson Légumes Riz complet	(2)	Soupe Filet de poulet Légumes

103

Assaisonnement : une cuillère à soupe d'huile d'olive, de colza ou de noix au repas du midi.

- (1) Petit déjeuner
  - 6 noix ou amandes
  - 1 fromage blanc à 3 % de MG
  - 2 tranches de pain complet beurrées (optionnel)
  - 1 infusion ou 1 thé vert

- (2) Collation
  - Fruits de saison
  - Laitage optionnel

CHAPITRE 6 : LA STRATÉGIE GAGNANTE

VOS RÉSULTATS

- CARENCE EN DOPAMINE
  - Aliments à privilégier : Viandes (dinde, gibier, poulet), germe de blé, flocons d'avoine, muesli, œufs, noix, yaourts demi-écrémés, chocolat noir (70 % de cacao minimum), graines de courges
  - Compléments alimentaires utiles : DL phénylalanine ou Rhodiola rosea ou spiruline
  - Carences possibles associées (à vérifier) : magnésium, fer, chrome, vitamine B1, vitamine B6, acides-gras oméga 3
- CARENCES EN SÉROTONINE
  - Alimentation : éliminer tous les aliments à charge glycémique élevée (supérieure à 20) et suivre une alimentation respectueuse de la chronobiologie.
  - Compléments alimentaires utiles : Griffonia simplicifolia, complexe B, bisglycinate de fer si anémie ferriprive, oméga-3, Chrome, Zinc, si envies de sucre : Gymnema sylvestre.
  - Carences possibles associées (à vérifier) : fer, magnésium, iode, chrome, oméga-3, vitamines B6, B9 et B12, zinc.

- CARENCE EN CALCIUM
  - Aliments à privilégier : Graines de sésames, Sardines, graines de lin, saumon rose, maquereau, anchois, cresson, chou frisé, fromage blanc à 20 % de matière grasse, noisettes, amandes.

- CARENCE EN FER
  - Aliments à privilégier : Boudin noir, viande de Grisons, viande de bœuf, veau, agneau, huîtres, sardines, crevettes, son de blé biologique, germe de blé, flocons d'avoine, pain complet, pain de seigle, épinards, bettes, brocoli, cresson

- CARENCE EN MAGNÉSIUM
  - Aliments à privilégier : algues marines, fruits de mer, cacao, germe de blé, sésame, amandes, noisettes, flocons d'avoine, noix, cassis, pain complet, aubergines
  - Compléments alimentaires utiles : glycérophosphate de magnésium ou bisglycinate de magnésium

- CARENCE EN ZINC
  - Alimentation à privilégier : germe de blé, graines de courges, chocolat noir à 70 % de cacao minimum, viande rouge, pain complet, jaune d'œuf

- CARENCE EN CHROME
  - Alimentation à privilégier : moules, noix du Brésil, huîtres, poires, pain complet, tomates, champignons, brocoli, noisettes

- CARENCE EN IODE
  - Alimentation à privilégier : algues marines, sel marin iodé, huile de foie de morue, ail frais, poissons marins et fruits de mer, lait.

- CARENCE EN VITAMINE D
  - Alimentation à privilégier : huile de foie de morue, sardines, thon, saumon, jaune d'œuf

- CARENCE EN BIOTINE
  - Compléments alimentaires utiles : 3000 microgrammes par jour en 3 prises, soit 1000 microgrammes matin, midi et soir

- CARENCE EN VITAMINE B1
  - Compléments alimentaires utiles : 100 mg par jour

- CARENCE EN VITAMINE C
  - Alimentation à privilégier : acerola, goyave, poivron rouge, persil, brocoli, choux de Bruxelles, cassis, fraise, papaye, épinards, orange, citron, mandarine, pamplemousse.
  - Compléments alimentaires utiles : 250 à 3000 mg par jour. Choisir de préférence une vitamine C d'origine naturelle

- CARENCE EN VITAMINE E
  - Alimentation à privilégier : germe de blé, huile de germe de blé, huile de colza, noix, noisettes, amandes
  - Compléments alimentaires utiles : 100 à 400 UI par jour. Toujours choisir une vitamine E d'origine naturelle

- CARENCE EN VITAMINE B2
  - Alimentation à privilégier : levure de bière, soja, foie de veau ou de bœuf, germe de blé, concombre, céréales complètes, œufs, laitages, lentilles, noisettes.

- CARENCE EN VITAMINE B3
  - Alimentation à privilégier : levure de bière, lapin, thon, maquereau, saumon, poulet, veau, champignons, céréales complètes, poires, pain complet, petits pois frais, lentilles, riz complet, pommes.

- CARENCE EN VITAMINE B5
  - Alimentation à privilégier : levure de bière, foie de bœuf, œufs, champignons, bœuf, poulet, flocons d'avoine.

- CARENCE EN VITAMINE B6

- Alimentation à privilégier : thon, saumon, bananes, pomme de terre, poulet, riz complet, lentilles, céréales complètes, avocats, quinoa, chou, noix, viande, flocon d'avoine.

- CARENCE EN VITAMINE B9
  - Alimentation à privilégier : Épinards, asperges, laitues, céréales complètes, noix, flocons d'avoine, brocolis, choux de Bruxelles.

- CARENCE EN VITAMINE B12
  - Alimentation à privilégier : foie de bœuf, foie de mouton, hareng, thon, saumon, bœuf, jaune d'œuf, crevettes

LES DIX « VOLEURS » DE NUTRIMENTS À ÉLIMINER DE VOS HABITUDES

1. L'ALCOOL détruit nos réserves de vitamine B1, potassium, fer, zinc, magnésium, sélénium et de vitamine C

2. LE SUCRE BLANC épuise la biotine et la vitamine C

3. LES FARINES BLANCHES (pain, pâtes, aliments dits de réconfort comme les tartes, gâteaux, pizzas...) utilisent nos réserves de biotine et de magnésium

4. CAFÉ ET THÉ NOIR éliminent la vitamine B1, la biotine, le potassium, le calcium et le fer et acidifient l'organisme.

5. LES JUS DE FRUITS ET LES SODAS : les jus de fruits du commerce ont perdu une bonne partie de leurs vitamines, ils contiennent principalement de l'eau et du sucre et vont donc mettre le corps en mode stockage de graisse. Il en est de même pour les sodas qui apportent en moyenne huit morceaux de sucre pour une canette de 33cl.

6. LES ALIMENTS FRITS ainsi que les huiles et pâtes à tartiner contiennent des graisses hydrogénées qui sont res-

ponsables de prise de poids et d'augmentation des maladies cardiovasculaires.

7. LE SOJA (tofu, boisson à base de soja, yaourts au soja...) et le MAÏS proviennent en grande partie des OGM. Irina Ermakova, docteure en biologie et experte internationale en sécurité écologique et alimentaire commente l'impact des organisme génétiquement modifiés sur la santé humaine : « L'incidence du cancer est particulièrement élevée dans les régions où la population consomme beaucoup d'OGM. Les cas d'obésité et de diabète ont également été multipliés par plusieurs fois après l'apparition des OGM. On constate en outre un phénomène de stérilité et c'est le plus terrifiant parce qu'en plus des êtres humains et des mammifères, il s'étend à l'ensemble des organismes vivants. Cela peut finalement conduire à la destruction de notre biosphère et à la disparition des insectes, des bactéries et des plantes incapables de se reproduire. Les OGM, c'est une bombe à retardement. » De plus, la consommation d'OGM provoquerait une inflammation de l'intestin avec une augmentation des problèmes d'intolérance au gluten.

8. LE LAIT de vache est l'aliment idéal pour engraisser un veau mais aussi pour nous faire prendre du poids, nous déminéraliser et augmenter notre taux de mortalité. Les dernières études scientifiques portent un coup fatal à la consommation de lait en démontrant que trois verres de lait par jour augmentent significativement le risque d'obésité, mais aussi le risque de fracture osseuse et pire encore, les buveurs de lait ont un taux de mortalité bien plus élevé que les autres.

9. LES PRODUITS TRANSFORMÉS, ce sont des aliments qui ont subi une transformation de leur état naturel (pizza, jambon blanc, plats cuisinés, conserves, pâtisseries...). Ils

sont directement liés aux problèmes de surpoids que nous vivons dans nos sociétés modernes car ils ont une haute teneur en calories avec une très faible valeur nutritive. Il est donc préférable de limiter leur consommation au strict minimum.

10. LES PRODUITS « LIGHT » sont de véritables poisons et les résultats sur leur utilisation sont nets : les personnes consommant des produits « light » prennent plus de poids que celles les évitant.

LES « SUPER-ALIMENTS » À INTÉGRER DANS VOTRE ALIMENTATION

1. UNE SOURCE DE PROTÉINES AU PETIT DÉJEU-NER, faites l'expérience, remplacez votre petit déjeuner habituel par un ou deux œufs à la coque, deux tranches de pain complet bio, 10 grammes de beurre, un fruit (attention pas de jus de fruit) et un thé vert. Comparez votre forme, votre appétit et votre satiété, vous allez voir, c'est éloquent.

2. GERME DE BLÉ pour sa richesse en micronutriments

3. FLOCONS D'AVOINE OU GRAINES DE LIN BROYÉES pour améliorer le transit intestinal et pour leur apport en oméga-3 pour le second.

4. NOIX, AMANDES, si vous n'êtes pas allergiques, ajoutez une variété de noix à votre régime contribue à une perte de poids durable en comblant les carences en oméga-3 notamment. Cependant vous ne devez pas dépasser une portion par jour soit quatorze noix (180 calories) ou vingt-quatre amandes (160 calories) et les manger le matin ou avant 16 heures pour respecter la chrono-nutrition.

5. HUILE D'OLIVE, DE COLZA, DE NOIX ET DE LIN :
Le docteur Kousmine avait observé, déjà dans les années cinquante, que certains patients rechutaient de leur maladie après avoir changé de marque d'huile. Forte de ces constatations, elle fit une enquête et conclut que seules les huiles pressées à froid au-dessous de 40 degrés et biologiques pouvaient entretenir la bonne santé de nos membranes et lutter contre les inflammations des tissus. Certains acides gras sont essentiels et doivent être apportés par les aliments : l'acide oléique, l'acide linoléique et l'acide alphalinolénique. On les trouve dans les huiles d'olive, de colza, de noix et de lin. Toutes les autres huiles sortent de presse à plus de 60 voire 80 degrés : soja, germes de blé, pépins de raisin. L'huile de tournesol ou l'huile de sésame sortent de presse à moins de 40 degrés, mais elles sont moins intéressantes en acides gras. L'idéal serait de faire un mélange dans vos salades de 1/3 d'huile de noix et 2/3 d'huile d'olive.

CONCLUSION

POUR PERDRE DU POIDS SANS EN REPRENDRE, il est évident qu'un simple régime ne suffit pas. Les résultats actuels le prouvent, 95 % des personnes qui ont perdu du poids grâce à un rééquilibrage alimentaire ont tout repris et même plus après son arrêt. Ces échecs de la diététique ont mené les experts en nutrition à proposer toujours plus de régimes différents et à peaufiner leur vision de l'alimentation. Ceci est une bonne chose, car nous avons maintenant compris que la qualité de notre alimentation était bien plus importante que les problèmes liés à la quantité. On ne parle presque plus jamais de régime mais bien de rééquilibrage alimentaire ; le temps où l'on comptait les calories est bien révolu et c'est tant mieux. Par contre, nous pouvons constater un état de fait : ces rééquilibrages alimentaires sont nécessaires mais pas suffisants pour ne pas regrossir, il en est de même pour l'activité physique. Ces stratégies de perte de poids ne fonctionnent pas sur le long terme car elles oublient toutes l'élément clé qui consiste à bien préparer sa perte de poids. En effet, la préparation est le facteur qui permettra de vivre le rééquilibrage alimentaire facilement et de maintenir votre poids de forme après l'arrêt de votre « régime ». Les athlètes de haut niveau considèrent qu'une bonne préparation à la fois mentale et physique est responsable pour plus de 85 % de leur réussite. De même, votre façon de vous préparer à une perte de poids sera la raison principale de votre succès sur le long terme. Ce livre vous dévoile les tests à effectuer sous forme de questionnaires pour connaître et combler vos besoins afin de trouver le point d'équilibre qui vous permettra d'établir un changement durable. C'est une stratégie nouvelle face aux problèmes croissants de surpoids. Elle a permis à des milliers de personnes de perdre du poids sans effort et surtout sans le reprendre.

Table des matières

Bibliographie

[ACI+11]   Dougkas A, Reynolds CK, Givens ID, Elwood PC
           et Minihane AM. :   Associations between dairy
           consumption and body weight : a review of the evi-
           dence and underlying mechanisms. *Nutr Res Rev.*,
           2011.

[Bra92]   John BRADSHAW : *Retrouver l'enfant en soi.* Les
           éditions de l'Homme, 2004 édition, 1992.

[CCJJov]   Summerbell CD, Watts C, Higgins JP et Garrow
           JS. : Randomised controlled trial of novel, simple,
           and well supervised weight reducing diets in outpa-
           tients. *BMJ.*, 1998 Nov.

[DC]   J.-L. DARRIGOL et Dr Y.-J. CHARLES : Nouveau
           guide pratique de la diététique familiale, editions
           dangles. http ://www.medisite.fr.

[Fit]   Serge FITZ : La clé des kilos en trop.

[FK08]   W FACHMANN et H KRAUT. : Food composition
           and nutrition tables, 7th revised completed edition.
           Ed. SW Souci., 2008. Wissenschaftliche Verlagsge-
           sellschaft mbH, Stuttgart.

[GKH+ay]   D. J. GILROY, K. W. KAUFFMAN, R. A. HALL,
           X. HUANG et F. S. CHU : *Assessing potential health
           risks from microcystin toxins in blue-green algae die-
           tary supplements.* Environ. Health Perspect, 2000
           may. 108(5) : 435–439.

[GKMpr]   Chan GM, Hoffman K et McMurry M. : Effects
          of dairy products on bone and body composition in
          pubertal girls. *J Pediatr.*, 1995 Apr.

[HLJRec] Heussner A. H, Mazija L, Fastner J et Dietrich D.
          R. : Toxin content and cytotoxicity of algal dietary
          supplements. *Toxicol. Appl. Pharmacol*, 2012 Dec.

[HSJ]   C.J. HEISS, S.E. SHAW et Carothers L. J : Associa-
          tion of calcium intake and adiposity in postmeno-
          pausal women. *In Am Coll Nutr.*

[Ia13]   Molero IG et AL. : Hypovitaminosis D and incidence
          of obesity prospective study. *Europen Journal of
          Nutrition*, 2013.

[IMeb]   Munro IA et Garg ML. : Prior supplementation
          with long chain omega-3 polyunsaturated fatty acids
          promotes weight loss in obese adults : a double-
          blinded randomised controlled trial. *Food Funct.*,
          2013 Feb.

[JBRAct] Harvey-Berino J, Gold BC, Lauber R et Starinski
          A. : The impact of calcium and dairy product
          consumption on weight loss. *Obes Res.*, 2005 Oct.

[JCKJan] Lorenzen JK, Molgaard C, Michaelsen KF et As-
          trup A. Am J : Calcium supplementation for 1 y
          does not reduce body weight or fat mass in young
          girls. *Clin Nutr.*, 2006 Jan.

[JDJ+11] Gilbert JA, Joanisse DR, Chaput JP, Miegueu P,
          Cianflone K, Alméras N et Tremblay A. : Milk
          supplementation facilitates appetite control in obese
          women during weight loss : a randomised, single-
          blind, placebo-controlled trial. *Br J Nutr.*, 2011.

[JK]   JUNG et KERÉNYI : Introduction à l'essence de la
          mythologie. Payot.

[JKM⁺99] Bowtell J.L., Gelly K., Jackman M.L., Patel A., Simeoni M. et Rennie M.J. : Effect of oral glutamine on whole body carbohydrate storage during recovery from exhaustive exercise. *Journal Of Applied Physiology*, 1999.

[JMPug] Bowen J, Noakes M et Clifton PM : Effect of calcium and dairy foods in high protein energy-restricted diets on weight loss and metabolic parameters in overweight adults. *Int J Obes (Lond)*, 2005 Aug.

[KHug] Wosje KS et Kalkwarf HJ. : Lactation, weaning, and calcium supplementation : effects on body composition in postpartum women. *Am J Clin Nutr.*, 2004 Aug.

[MADT08] G.C. MAJOR, F.P. ALARIE, J. DORÉ et A. TREMBLAY : Calcium plus vitamin D supplementation and fat mass loss in female very low-calcium consumers : potential link with a calcium-specific appetite control. *Br J Nutr.*, 2008.

[MJS⁺pr] Zemel MB, Richards J, Mathis S, Milstead A, Gebhardt L et Silva E. DAIRY : Augmentation of total and central fat loss in obese subjects. *Int J Obes (Lond).*, 2005 Apr.

[MTC⁺21] Haub MD, Simons TR, Cook CM, Remig VM, Al-Tamimi EK et Holcomb CA. : Calcium-fortified beverage supplementation on body composition in postmenopausal women. *Nutr J.*, 2005 Jun 21.

[MWA⁺pr] Zemel MB, Thompson W, Milstead A, Morris K et Campbell P. : Calcium and dairy acceleration of weight and fat loss during energy restriction in obese adults. *Obes Res.*, 2004 Apr.

[RJS⁺ar] Jacobsen R, Lorenzen JK, Toubro S, Krog-Mikkelsen I et Astrup A. : Effect of short-term high dietary calcium intake on 24-h energy expenditure,fat oxidation, and fecal fat excretion. *Int J Obes (Lond).*, 2005 Mar.

[RJSDun] Trowman R, Dumville JC, Hahn S et Torgerson DJ. : A systematic review of the effects of calcium supplementation on body weight. *Br J Nutr.*, 2006 Jun.

[Ros] Julia ROSS : Libérez vous des fringales.

[SIan] Barr SI : Increased dairy product or calcium intake : is body weight or composition affected in humans. *J Nutr*, 2003 Jan.

[SJ03] Parikh SJ et Yanovski JA. : Calcium intake and adiposity. *Am J Clin Nut*, 2003.

[SM] Phil STUTZ et Barry MICHELS : La méthode tools les outils pour transformer vos difficultés en confiance en soi joie de vivre et force intérieur.

[SPE⁺ec] Vichi S., Lavorini P., Funari E., Scardala S. et Testai E. : *Contamination by Microcystis and microcystins of blue-green algae food supplements (BGAS) on the italian market and possible risk for the exposed population.* Food Chem. Toxicol, 2012 Dec. Epub 2012 Oct. 2.

[SSSeb] Shapses SA, Heshka S et Heymsfield SB. : Effect of calcium supplementation on weight and fat loss in women. *J Clin Endocrinol Metab.*, 2004 Feb.

[Ton] Arnaud TONNELÉ : 65 outils pour accompagner le changement individuel et collectif.

[urla] http ://www.lanutrition.fr/les-news/un-manque-de-vitamine-e-exposerait-a-des-complications-graves-de-lobesite.html.

[urlb]   http ://www.thierrysouccar.com/nutrition/info/quelle-
            cuisson-pour-limiter-la-perte-de-micronutriments.

[urlc]   http ://lecerveau.mcgill.ca.

[urld]   http ://purtherapies.be/nutrition-depression.

[urle]   http ://www.doctissimo.fr/html/sante/phytotherapie
            /plante-medicinale/griffonia.htm .

[urlf]   http ://www.e-sante.fr/lait-fait-il-grossir.

[urlg]   http ://www.theartofhealing.com.au
            /research_milk_linked_to_fractures.html.

[url04]   http ://www.cyberpresse.ca/actuel/article/,   feb
            2004.

[WND⁺ug]   Thompson WG, Rostad Holdman N, Janzow DJ,
            Slezak JM, Morris KL et Zemel MB. : Effect of
            energy-reduced diets high in dairy products and fi-
            ber on weight loss in obese adults. *Obes Res.*, 2005
            Aug.

        []